Gerald Gatterer
Antonia Croy

Nimm dir Zeit für Oma und Opa

Geistig fit ins Alter
Gedächtnisübungen für ältere Menschen

Springer-Verlag Wien GmbH

Herausgeber:
Aktion Alzheimer – eine Informationsinitiative von Novartis und Pfizer
c/o ikp, Siebensterngasse 31, A-1070 Wien

Idee, Konzept und Redaktion:
Dr. Gerald Gatterer, Schlossmühlgasse 22, A-2351 Wiener Neudorf, Tel. 02236/63 752
Antonia Croy, Reisnerstraße 41, A-1030 Wien, Tel. 0664/35 64 161

Gestaltung:
Deisenberger und Lübke, Herbert Stadler

Umschlagbild: THE STOCK MARKET / R.B. STUDIO

Gedruckt auf säurefreiem, chlorfrei gebleichtem Papier – TCF

SPIN: 10779813

Die Deutsche Bibliothek – CIP-Einheitsaufnahme
Ein Titelsatz für diese Publikation ist bei
Der Deutschen Bibliothek erhältlich

ISBN 978-3-211-83542-5   ISBN 978-3-7091-6788-5 (eBook)
DOI 10.1007/978-3-7091-6788-5

Liebe Leserinnen und Leser,

wer von uns möchte nicht bis ins hohe Alter geistig und körperlich fit und aktiv sein? Damit uns das auch gelingt, muss jeder von uns seinen Beitrag dazu leisten. Wie unsere Muskeln, die durch Bewegungsmangel Substanz abbauen, ist auch unser Gehirn nicht so leistungsfähig, wenn wir es nicht laufend fordern und trainieren.

Neben regelmäßiger sportlicher Betätigung ist geistiges Training Voraussetzung für den langen Erhalt von Gesundheit und Wohlbefinden. Gerade bei krankheitsbedingten geistigen Problemen ist es wichtig, die noch vorhandenen Fähigkeiten zu nutzen, zu erhalten und sogar zu verbessern. Auch wenn vieles vielleicht nicht mehr so leicht fällt, ist es nie zu spät, mit dem geistigen Training zu beginnen! So ist z.B. geistige Schulung neben der medikamentösen Behandlung auch ein wichtiger Teil in der Therapie bei Demenzerkrankungen.

Mit diesem Gedächtnisübungsbuch können Sie sich geistig fit halten. Manche Übungsbeispiele werden Ihnen leicht fallen, andere hingegen sind schwieriger. Versuchen Sie, alle Übungen durchzuarbeiten. Die Reihenfolge ist dabei unwesentlich. Lassen Sie sich nicht entmutigen, auch wenn manche Übungen nicht auf Anhieb klappen. Falls Sie eine Übung nicht schaffen, versuchen Sie es doch mit einer anderen Aufgabe und wiederholen Sie die schwierige Übung zu einem späteren Zeitpunkt.

Kopieren Sie die einzelnen Übungsbeispiele. So können Sie viele Aufgaben auch öfters wiederholen. Überfordern Sie sich jedoch auf keinen Fall! Ein tägliches Training von 15 bis 20 Minuten ist ausreichend, um sich geistig fit zu halten. Sie können auch zusammen mit Freunden oder Verwandten die Übungen durcharbeiten.

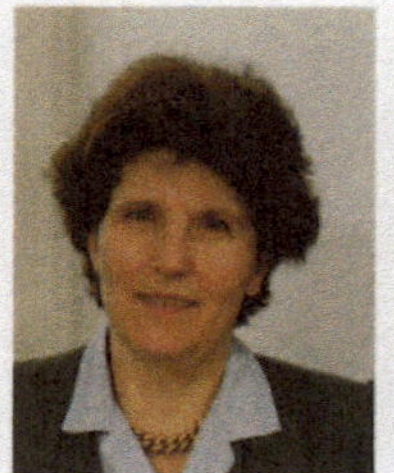 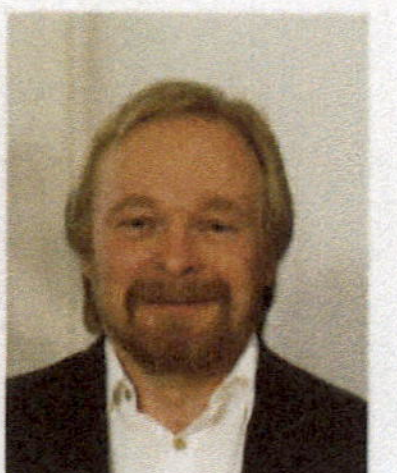

Antonia Croy   Dr. Gerald Gatterer

Achten Sie bitte auf eine ruhige, entspannte und ablenkungsfreie Atmosphäre bei der Durchführung der Übungen. Nehmen Sie sich genügend Zeit, machen Sie Pausen und setzen Sie sich nicht unter zu starken Leistungsdruck. In erster Linie sollten Ihnen die Übungen Spaß machen, der Erfolg stellt sich durch regelmäßiges Training ein.

Sollten Sie feststellen, dass Sie bei der Lösung vieler Aufgaben große Schwierigkeiten haben, wäre es sinnvoll, dies durch eine medizinische und psychologische Untersuchung abklären zu lassen.

Wir wünschen Ihnen viel Spaß und Erfolg unter dem Motto „Geistig fit ins Alter".

Antonia Croy
Psychotherapeutin,
Fachtherapeutin für kognitives Training,
Präsidentin der Selbsthilfegruppe
Alzheimer Angehörige Austria

Univ.-Lekt. Dr. Gerald Gatterer
Gesundheitspsychologe,
Psychotherapeut,
Leitender Psychologe
Geriatriezentrum am Wienerwald

Aktion Alzheimer – Wer zum Arzt geht, kann nur gewinnen

Liebe Leserinnen und Leser,
die beiden Pharmaunternehmen Novartis und Pfizer sind Initiatoren der **„Aktion Alzheimer, Denk dran – heute"**, einer Informationsinitiative über die Alzheimer Krankheit.

Entsprechend dem Hauptanliegen der Initiative, der Aufklärung zur Förderung der Früherkennung, lautet auch die zentrale Botschaft: **„Wer zum Arzt geht, kann nur gewinnen"**. Denn bei rechtzeitiger Diagnose können die Krankheitssymptome verzögert und damit die Lebensqualität von Betroffenen und Angehörigen verbessert werden.

Mit Gesundheit verantwortungsvoll umzugehen, heißt auch, auf Lebensqualität und geistige Frische zu achten und sich selbst und ältere Familienmitglieder und Freunde gut zu beobachten. Es gilt, erste Anzeichen einer Veränderung ernst zu nehmen und nicht den Kopf in den Sand zu stecken. Vergesslichkeit ist in vielen Fällen harmlos, sie kann jedoch ein Signal für eine beginnende Alzheimer-Erkrankung sein. Früherkennung ist dann besonders wichtig. Denn es gibt jetzt Medikamente, die helfen.

Die Aktion Alzheimer betreibt die **Hotline 01/486 39 39** (Mo.–Fr. 08:00–19:00 Uhr, Sa. 08:00–13:00 Uhr) zur Beratung von Interessierten, Betroffenen und Angehörigen, gibt praktische Hilfestellung, wie z.B. Adressen von Selbsthilfegruppen, und informiert mit den Broschüren „Wir brauchen dich, Opa/Oma" und „Was ist bloß mit Opa/Oma los?" über erste Symptome und Tipps für Angehörige von älteren Familienmitgliedern.

Da tägliches geistiges Training gerade im Alter wichtig ist, hat die Aktion Alzheimer gemeinsam mit den Autoren Croy und Gatterer das Trainingsbuch „Nimm dir Zeit für Oma und Opa" herausgebracht.
Die Übungsaufgaben verbessern die Konzentration, Aufmerksamkeit und Wahrnehmung, fordern das Gedächtnis und den Sprachgebrauch, unterstützen das logische Denken und die Motorik und helfen, das Allgemeinwissen aufzufrischen. Besonders wichtig ist dabei die Rolle von Angehörigen.
Sie können die Beispiele gemeinsam mit Ihren älteren Familienmitgliedern durcharbeiten und sie zu regelmäßigem Training motivieren, nach dem Motto: **„Wir brauchen dich, Opa und Oma"**.

Wir wünschen Ihnen und Ihrer Familie anregende Stunden.

Das Team der Aktion Alzheimer,
einer Informationsinitiative von Novartis und Pfizer

Übungsbeispiel 1: Unsere Konzentrationsfähigkeit kann gut trainiert werden. Probieren Sie es doch einfach einmal aus!

1. Die drei großen Hände auf der rechten Seite zeigen verschiedene Zeichen. Suchen Sie nun unter den kleiner abgebildeten Händen jene heraus, die dieselben Symbole zeigen. Schreiben Sie für jede Hand gesondert die Zahl der Wiederholungen auf.

2. Nun versuchen Sie bitte diese Übung nochmals für jedes Handzeichen einzeln, so schnell wie möglich, durchzuführen.

3. Als letzten Schritt merken Sie sich bitte alle drei Handzeichen. Nun zählen Sie alle Wiederholungen so rasch wie möglich zusammen.

Sie können die Ergebnisse auch auf ein Blatt Papier schreiben und dann mit der Lösung vergleichen. Auf diese Weise können Sie diese Übung zu einem späterem Zeitpunkt wiederholen.

Viel Erfolg!

Auflösung: 1. Hand 6x abgebildet, 2. Hand 6x abgebildet, 3. Hand 6x abgebildet

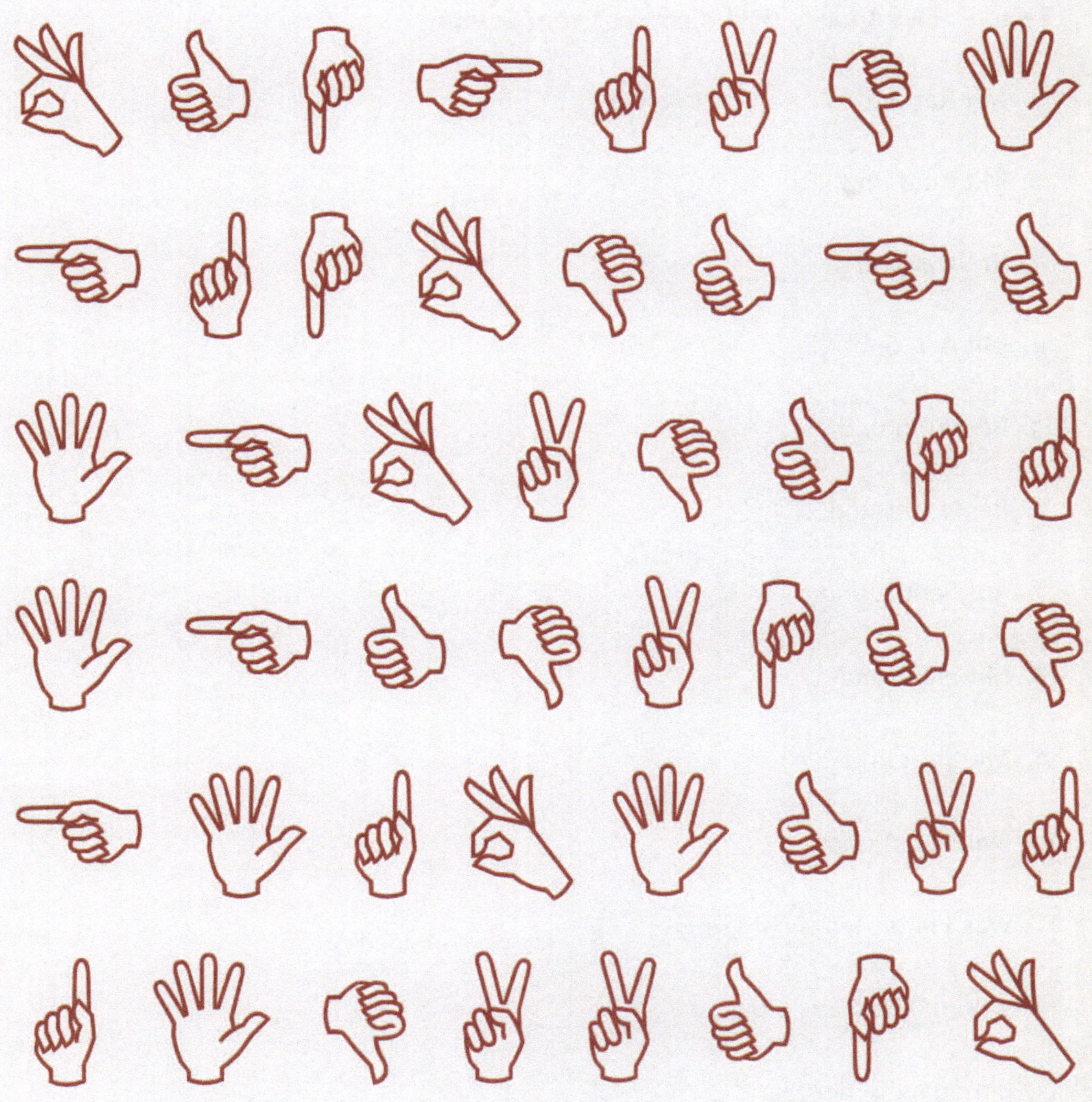

Übungsbeispiel 2: „Das liegt mir auf der Zunge!" Wer von uns kennt das nicht. Plötzlich fällt einem einfach nicht mehr das richtige Wort ein. Versuchen Sie sich in solchen Situationen zu entspannen. Dann wird Ihnen der Begriff nach einiger Zeit wie von selbst einfallen.

Bei den ersten 13 Sprichwörtern fehlt der letzte Teil des Satzes, bei den weiteren Sprichwörtern der erste Satzteil. Schreiben Sie die fehlenden Wörter auf ein Blatt Papier und kontrollieren Sie danach Ihre Ergebnisse mit der Lösung.

Viel Erfolg!

Beispiel: Der Apfel ... (fällt nicht weit vom Stamm)

1. Mit Rat und ...

2. Mit Kind und ...

3. In Saus und ...

4. Mit Ach und ...

5. Bei Wind und ...

6. Bei Nacht und ...

7. Auf Schritt und ...

8. Mit Haut und ...

9. Mit Sack und ...

10. Nach Lust und ...

11. Was Hänschen nicht lernt, ...

12. Wer im Glashaus sitzt, ...

13. Ein Spatz in der Hand ...

14. _________________________________ ... hat Gold im Mund.

15. _________________________________ ... wer ein Meister werden will.

16. _________________________________ ... fällt selbst hinein.

17. _________________________________ ... fällt nicht weit vom Stamm.

18. _________________________________ ... macht noch keinen Sommer.

19. _________________________________ ... muss fühlen.

20. _________________________________ ... selten allein.

21. _________________________________ ... verderben den Brei.

22. _________________________________ ... so liegt man.

23. _________________________________ ... das verschiebe nicht auf Morgen.

Haben Sie alle Sprichwörter gewusst? Gratulation!

Hier noch eine Gedächtnisübung zu diesem Übungsbeispiel. Klappen Sie bitte das Buch zu und schreiben Sie auf ein Blatt Papier, an welche Sprichwörter Sie sich noch erinnern können (insgesamt sind es 23 Sprichwörter).

Haben Sie alle gewusst? Gratulation.

Auflösung: 1. Tat, 2. Kegel, 3. Braus, 4. Krach, 5. Wetter, 6. Nebel, 7. Tritt, 8. Haaren, 9. Pack, 10. Laune, 11. lernt Hans nimmermehr, 12. soll nicht mit Steinen werfen, 13. ist besser als die Taube am Dach, 14. Morgenstund, 15. Früh übt sich, 16. Wer anderen eine Grube gräbt, 17. Der Apfel, 18. Eine Schwalbe, 19. Wer nicht hören will, 20. Ein Unglück kommt, 21. Viele Köche, 22. Wie man sich bettet, 23. Was du heute kannst besorgen.

Übungsbeispiel 3: Mit den folgenden Fragen können Sie Ihr Allgemeinwissen überprüfen. Manche davon sind einfach, einige schwer und andere wiederum auch lustig. Etwas nachdenken muss man aber in jedem Fall.
Lassen Sie sich Zeit, schreiben Sie Ihre Antworten auf ein Blatt Papier und vergleichen Sie Ihre Ergebnisse mit der Lösung. Bei manchen Fragen können sich natürlich auch mehrere gleichwertige Antworten ergeben.

Viel Spaß!

1) Welche vergiftete Frucht hat Schneewittchen gegessen?

2) Wie kommen die Löcher in den Käse?

3) Was bedeutet das Sprichwort „Wie ein Elefant im Porzellanladen"?

4) Was ist eine Lärche?

5) Was ist das Gemeinsame zwischen Brot und Wein?

6) Was ist der Unterschied zwischen Bach und See?

7) Was ist der Unterschied zwischen Treppe und Leiter?

8) Woraus macht man Bier?

9) Warum geht eine Kerze unter einem Glas aus?

10) Warum schwimmt Holz auf Wasser?

11) Welcher Vogel kann nicht fliegen?

12) Was ist ein Kakadu?

13) Welches Tier ist kein Fisch: der Hai, der Wal, der Hecht oder die Forelle?

14) Was bedeutet das Sprichwort „Der Apfel fällt nicht weit vom Stamm"?

15) Welcher Mann hat Angst vor der Sonne?

16) Woraus macht man Wein?

17) Bei wieviel Grad gefriert Wasser?

18) Bei wieviel Grad kocht Wasser?

19) Was ist der Unterschied zwischen Schuh und Stiefel?

20) Wie heißt das männliche Schwein?

Haben Sie alle oder die meisten Fragen richtig beantworten können?
Glückwunsch, dann sind Sie wirklich in Top-Form!

Auflösung: 1. Apfel, 2. Gärung, 3. unvorsichtig, tollpatschig sein, 4. Nadelbaum, 5. Nahrungsmittel, 6. Bach = fließendes Gewässer, See = stehendes Gewässer, 7. Treppe = fest, Leiter = beweglich, 8. Hopfen, Gerste und Wasser, 9. weil Sauerstoff fehlt, 10. weil Holz leichter als Wasser ist, 11. Pinguin, Vogel Strauß 12. Papageienart, 13. Wal, 14. einander ähnlich sein, 15. Schneemann, 16. Weintrauben, 17. Null Grad, 18. Hundert Grad, 19. Schuh = nieder, Stiefel = hoch, 20. Eber

Übungsbeispiel 4: Meist schreiben wir uns eine Einkaufsliste, um nicht vor vollen Regalen im Supermarkt zu stehen, um dann doch das Wichtigste, etwa die Milch, zu vergessen. Wer hat sich nicht schon einmal darüber geärgert, ein zweites Mal in den Supermarkt zurück zu müssen? Und meist gerade dann, wenn die Enkelkinder zum Mittagessen kommen. Aber sein Gedächtnis kann man gut trainieren. Stellen Sie sich vor, es ist Wochenende und Sie müssen einen Großeinkauf machen. Überlegen Sie sich, was Sie für das Frühstück, Mittag- und Abendessen brauchen. Weiters sollten Sie sich noch drei zusätzliche Dinge notieren, die Sie ebenfalls benötigen (z.B. Toiletten-artikel).

Zum Frühstück esse ich:

Dazu kaufe ich:

Zu Mittag esse ich:

Dazu kaufe ich:

Am Abend esse ich:

Dazu kaufe ich:

Weiters kaufe ich:

Prägen Sie sich nun diese Einkaufsliste genau ein und decken Sie danach die Seite ab.

Dennoch passiert es vielen Menschen, dass die Einkaufsliste zu Hause auf dem Küchentisch liegt und man im Supermarkt vergebens nach ihr sucht. Stellen Sie sich nun diese Situation vor. Sie stehen im Supermarkt und haben die Liste vergessen. **Können Sie sich noch an alles erinnern?**

Gehen Sie die Einkäufe im Kopf durch und notieren Sie sich jene Lebensmittel und Artikel, die auf Ihrer Einkaufsliste stehen.

Falls Sie sich nicht alles gemerkt haben, ist das kein Problem.
Lesen Sie Ihre Einkaufsliste ein weiteres Mal und versuchen Sie die Übung nochmals.

Übungsbeispiel 5: Diese Übung soll Ihnen helfen, Ihre Konzentrationsfähigkeit zu verbessern. Stellen Sie sich vor, Sie sind in einem Büro angestellt und haben die Aufgabe, Ihre Mitarbeiter zu kontrollieren, die ständig Fehler machen. Die Zahlen und Buchstabenkombinationen in Spalte 1 stimmen. In Spalte 2 haben sich allerdings Fehler eingeschlichen. Finden Sie die jeweils falsche Zahl und den falschen Buchstaben heraus und streichen Sie ihn durch.

Viel Vergnügen beim Korrigieren!

Zum Beispiel:

23451   2~~2~~451 (statt 2 wäre 3 richtig)
62775   627~~3~~5 (statt 3 wäre 7 richtig)

Spalte 1	Spalte 2	Spalte 1	Spalte 2
2315	23~~2~~5	abcde	abc~~c~~e
6724	5724	rfdsel	rfssel
3798	1798	fdrwk	fdlwk
2981	2971	kohlm	kohkm
4287	4282	xiogf	xtogf
1250	1350	jlpgt	jtpgt
1358	1350	frdhu	fgdhu
56389	56489	pugrs	puhrs
16537	16527	sefrs	segrs
18436	16436	olkmtw	olkltw
60372	20372	saltze	seltze

35735	35733	depgjk	depgik
25739	25729	cdhloe	cghloe
63418	63419	yswkuf	vswkuf
234517	224517	lomsta	lumsta
456328	454328	pustel	bustel
346061	346081	sezilas	sezulas
5428763	5438763	franziska	franciska
9325728	9326728	herbst	herdst
85345272	85345372	Tisch	Fisch
74025461	74075461	Paddel	Padbel
32568149	32566149	Fasche	Fesche

Übungsbeispiel 6: Im unteren Bild sind 20 Figuren versteckt. Versuchen Sie bitte alle Gegenstände zu finden und notieren Sie sich diese auf ein Blatt Papier. Achten Sie auf eine ruhige, ablenkungsfreie Atmosphäre.
Viel Erfolg beim Suchen!

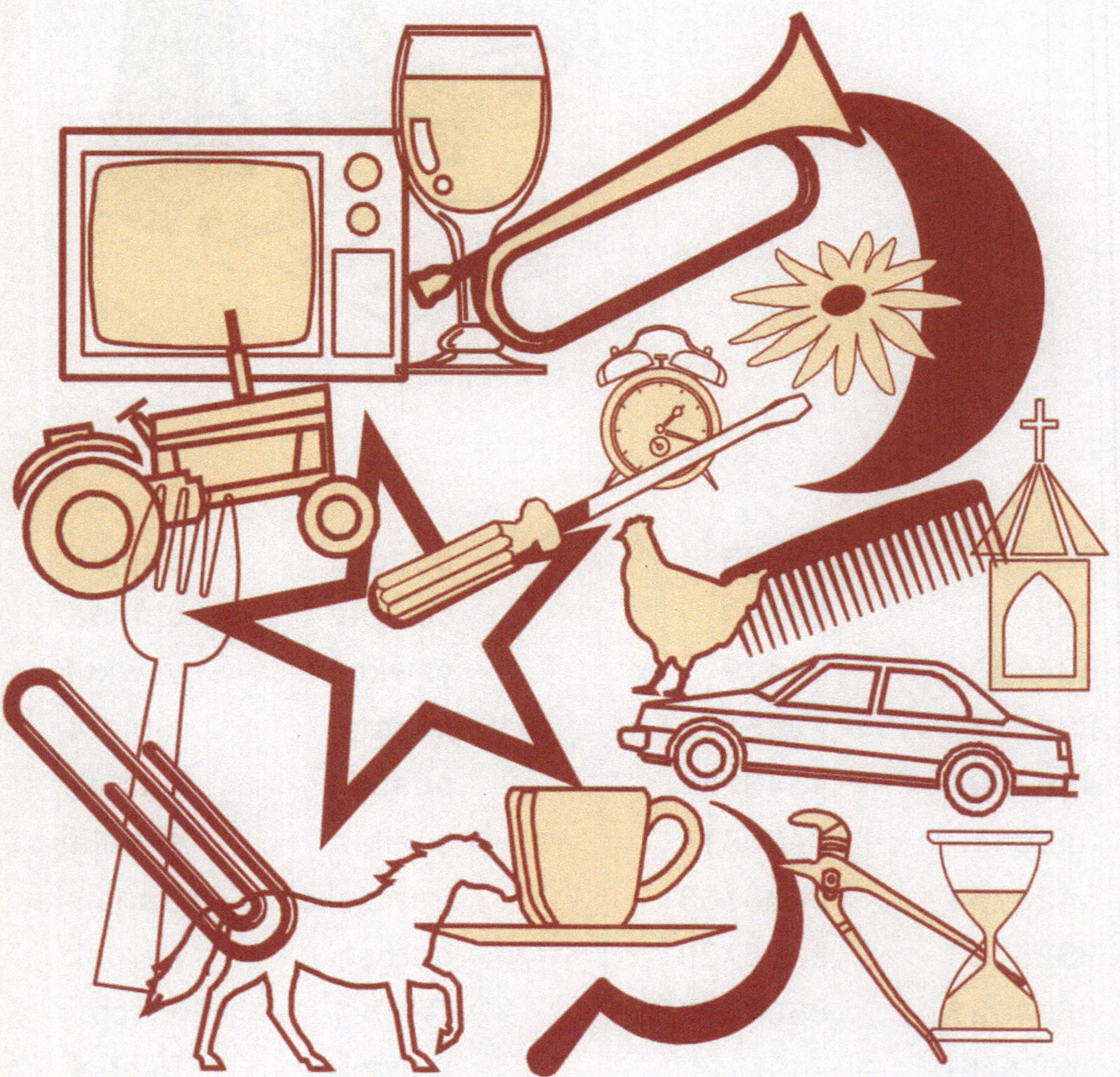

Alle gefunden?

Dann geht es zum zweiten Teil der Übung. Merken Sie sich möglichst viele der Begriffe, lassen Sie sich dazu Zeit und decken Sie danach die Seite ab.

An welche Figuren können Sie sich noch erinnern (insgesamt sind es 20)? Schreiben Sie die Begriffe auf. Sollten Ihnen keine einfallen, entspannen Sie sich und denken Sie in Ruhe nach. Sie können auch nochmals nachsehen und sich die Figuren erneut einprägen.

Sollten Sie sich auf Anhieb alle Figuren gemerkt haben, ist das wirklich eine ausgesprochene Meisterleistung.

Wenn Sie nicht alle gewusst haben, schlagen Sie nochmals nach und versuchen Sie sich alle Figuren zu merken, die Ihnen noch fehlen. Machen Sie das so oft, bis Sie sich alles gemerkt haben.

Auflösung: 1. Fernseher, 2. Weinglas, 3. Trompete, 4. Blume, 5. Mond, 6. Traktor, 7. Stern, 8. Schraubenzieher, 9. Wecker, 10. Huhn, 11. Kamm, 12. Kapelle, 13. Gabel, 14. Büroklammer, 15. Pferd, 16. Kaffeetasse, 17. Sichel, 18. Auto, 19. Zange, 20. Sanduhr

Übungsbeispiel 7: In der folgenden Geschichte sind alle Satzzeichen und Abstände zwischen den Wörtern verloren gegangen. Markieren Sie diese durch Striche. Am Anfang ist es noch etwas leichter, da die Sätze in Groß- und Kleinbuchstaben verfasst sind. Dann wird es allerdings unübersichtlicher, weil alles nur noch in Großbuchstaben geschrieben ist.

Dieses Beispiel ist zwar etwas schwieriger. Aber nach einiger Zeit klappt es meist ganz gut. Konzentrieren Sie sich und lassen Sie sich nicht stören.

z.B. HEUTE/IST/DAS/WETTER/SEHR/SCHÖN/

HerrundFrauMüllerwolleneinenAusflugunternehmenDadasWettersehrschönist beschließensiezueinemSeezufahrenSienehmenaucheinenPicknickkorbmitAberauf demWegzumSeebeginntesplötzlichzuregnenSiewollenschonwiederumkehrenaber dannfälltihneneinsiekönntenaucheineBesichtigungmachenBeimSchlossangekommen sehensiedassvieleandereLeutediegleicheIdeegehabthabenAbernachkurzerZeit kommensiedochbiszurKassaSchnellwerdenKartengekauftunddanngehteslosDie AusstellungzeigtdieGemächerderRittervieleRüstungenunddieSchatzkammer FRAUMÜLLERHÄTTEGERNEEINIGEDERKOSTBARKEITENSELBSTBESESSEN WARUMBISTDUKEINKÖNIGFRAGTSIEIHRENMANNDERLACHTUNDSAGTWEIL DUAUCHKEINEPRINZESSINBISTNUNLACHENSIEBEIDEABERALSSIEHÖRENDASS ESIMSCHLOSSKEINEHEIZUNGUNDKEINWARMESWASSERGABSINDSIEDOCH FROHHERRUNDFRAUMÜLLERZUSEINANSCHLIESSENDGEHTESNOCHINDIE SCHLOSSTAVERNEZUEINEMGUTENSCHLUCKWEINNUNLACHTAUCHDIESONNE WIEDERVOMHIMMELUNDESISTDOCHNOCHEINSCHÖNERTAGGEWORDEN

Falls Sie bei dieser Aufgabe Schwierigkeiten haben, versuchen Sie es zu einem späterem Zeitpunkt nochmals. Oft sind einfach nur die Augen übermüdet!

Auflösung: Herr und Frau Müller wollen einen Ausflug unternehmen. Da das Wetter sehr schön ist, beschließen sie, zu einem See zu fahren. Sie nehmen auch einen Picknickkorb mit. Aber auf dem Weg zum See beginnt es plötzlich zu regnen. Sie möchten schon wieder umkehren, aber dann fällt ihnen ein, sie könnten auch eine Besichtigung machen. Beim Schloss angekommen, sehen sie, dass viele andere Leute die gleiche Idee gehabt haben. Aber nach kurzer Zeit kommen sie doch bis zur Kassa. Schnell werden Karten gekauft, und dann geht es los. Die Ausstellung zeigt die Gemächer der Ritter, viele Rüstungen und die Schatzkammer. FRAU MÜLLER HÄTTE GERNE EINIGE DER KOSTBARKEITEN SELBST BESESSEN. „WARUM BIST DU KEIN KÖNIG?", FRAGT SIE IHREN MANN. DER LACHT UND SAGT: „WEIL DU AUCH KEINE PRINZESSIN BIST!". NUN LACHEN SIE BEIDE. ABER ALS SIE HÖREN, DASS ES IM SCHLOSS KEINE HEIZUNG UND KEIN WARMES WASSER GAB, SIND SIE DOCH FROH, HERR UND FRAU MÜLLER ZU SEIN. ANSCHLIESSEND GEHT ES NOCH IN DIE SCHLOSSTAVERNE ZU EINEM GUTEN SCHLUCK WEIN. NUN LACHT AUCH DIE SONNE WIEDER VOM HIMMEL, UND ES IST DOCH NOCH EIN SCHÖNER TAG GEWORDEN.

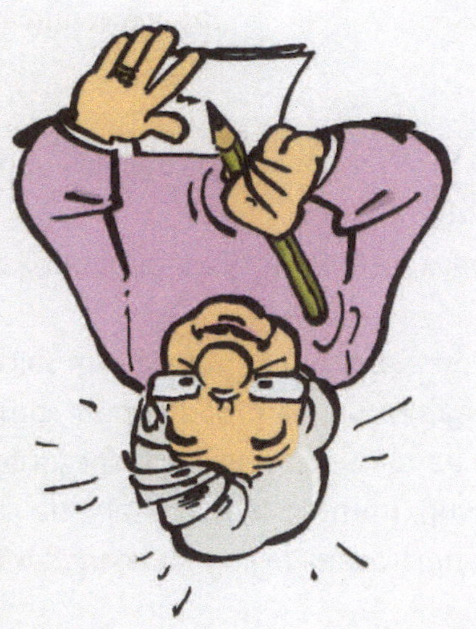

Übungsbeispiel 8: Für diese Übung müssen Sie die Aufgabe 6 gemacht haben. Versuchen Sie sich die Figuren (insgesamt sind es 20) nochmals ins Gedächtnis zu rufen. Falls Sie sich nicht mehr an die Übung auf Seite 16 erinnern, blättern Sie einfach zurück und sehen Sie sich das Bild nochmals an. Nun nehmen Sie wieder ein Blatt Papier und zählen die Figuren auf, die Ihnen noch einfallen.

Sie können diese Übung öfter wiederholen.

Gutes Gelingen!

Die Bilder waren:

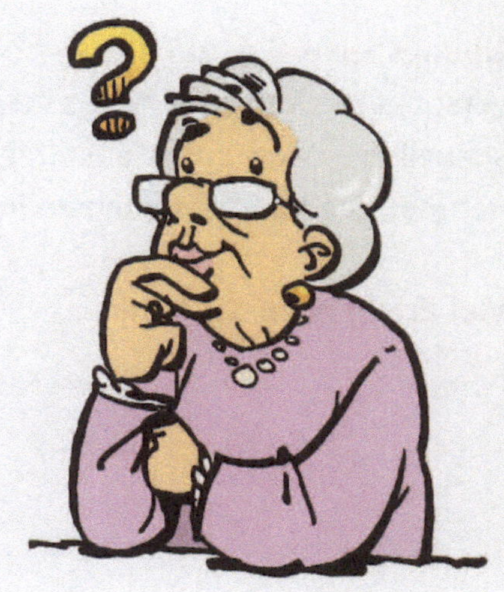

Auflösung: 1. Fernseher, 2. Weinglas, 3. Trompete, 4. Blume, 5. Mond, 6. Traktor, 7. Stern, 8. Schraubenzieher, 9. Wecker, 10. Huhn, 11. Kamm, 12. Kapelle, 13. Gabel, 14. Büroklammer, 15. Pferd, 16. Kaffeetasse, 17. Sichel, 18. Auto, 19. Zange, 20. Sanduhr

Übungsbeispiel 9: Auf diesen beiden Seiten sind zwei Labyrinthe abgebildet. Im ersten versucht die Katze die Maus zu fangen. Suchen Sie bitte für die Katze (links oben) den schnellsten Weg zur Maus (rechts unten). Wenn Sie dieses Beispiel gelöst haben, nehmen Sie bitte das nächste in Angriff.

Viel Erfolg beim Suchen!

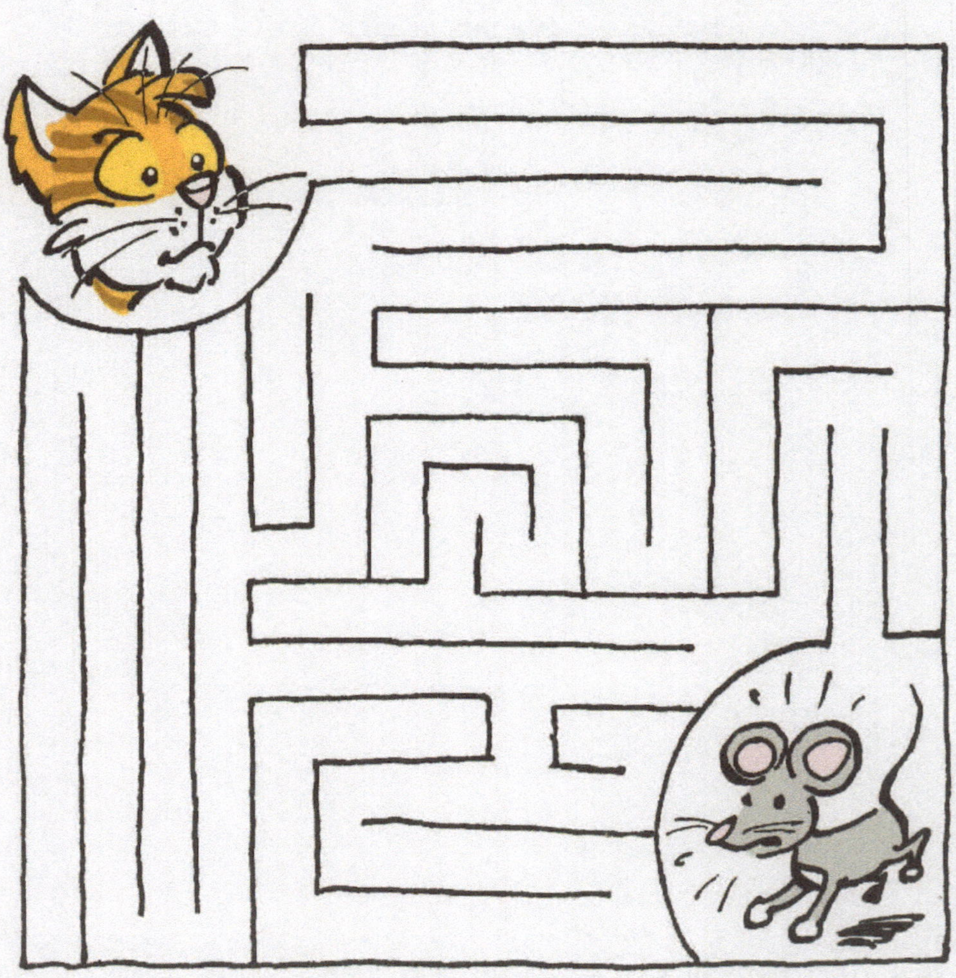

Das zweite Labyrinth ist um einiges schwieriger. In diesem will der Fisch (links) auf dem kürzesten Wege an den Angelhaken (rechts).

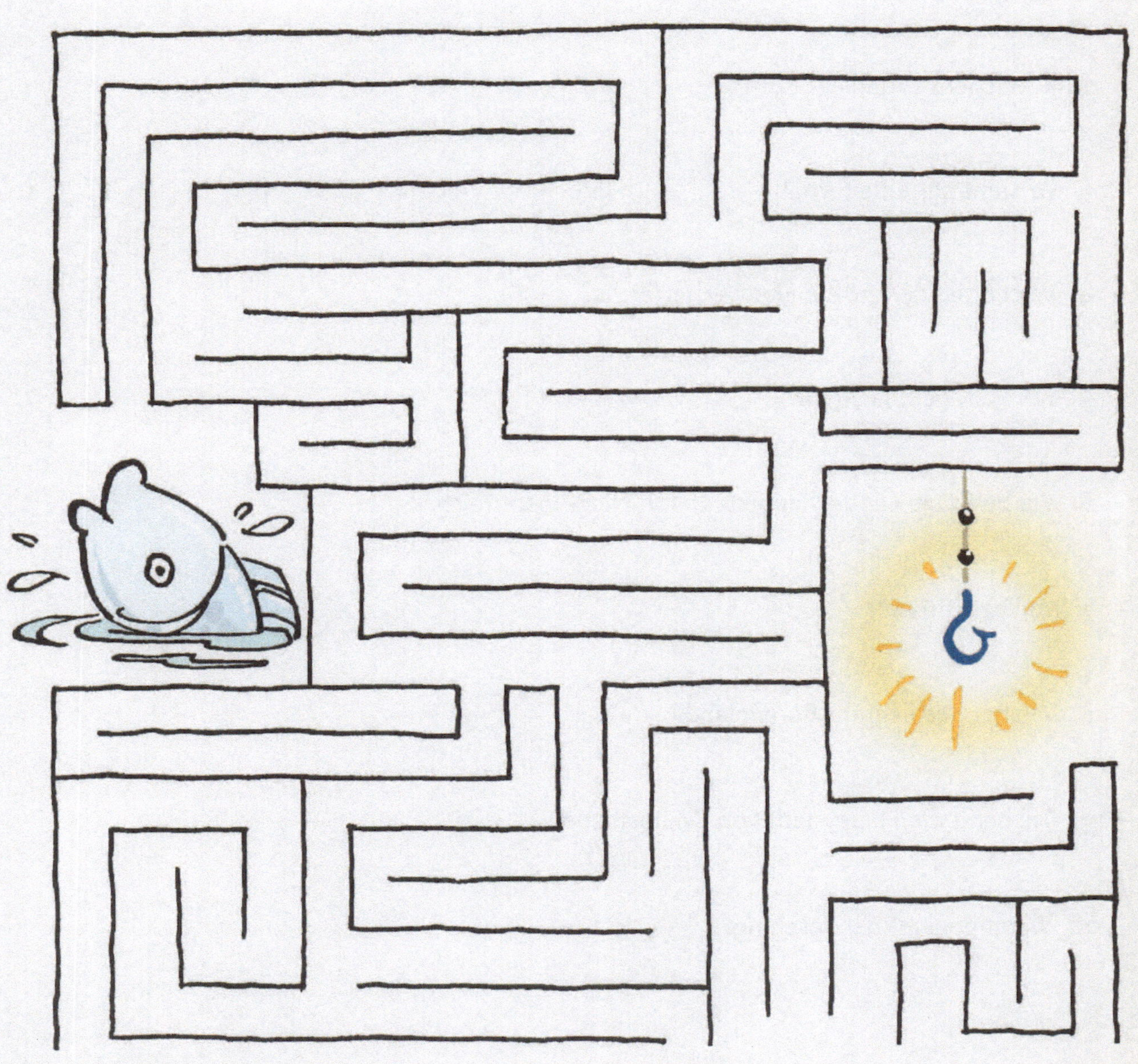

Übungsbeispiel 10: Es folgen Fragen, mit denen Sie Ihr Allgemeinwissen auf die Probe stellen können. Am Anfang ist es wieder recht leicht, dann wird es doch deutlich schwieriger. Denken Sie in aller Ruhe nach. Achten Sie darauf, dass Sie dabei völlig ungestört sind. Schreiben Sie Ihre Antworten wieder auf ein Blatt Papier und vergleichen Sie diese mit der Lösung.

1. Wie heißt die Hauptstadt von Österreich?

2. In welchem Land liegt Rom?

3. Wo steht der Eiffelturm?

4. Welcher ist der größte Fluss Österreichs?

5. Wann ist Weihnachten?

6. Wie heißt die Landeshauptstadt von Niederösterreich?

7. Wo liegt Brüssel?

8. Welcher See liegt im Burgenland?

9. Wie heißt die Hauptstadt von Deutschland?

10. Wann beginnt der Fasching?

11. Wo liegt der Bodensee?

12. Wo geht die Sonne auf?

13. Wo geht die Sonne unter?

14. Wo steht die Sonne zu Mittag?

15. Welches dieser Länder liegt nicht am Meer: Italien, Deutschland oder die Schweiz?

16. Wie viele Bundesländer hat Österreich?

17. Wer hat die „Glocke" geschrieben?

18. Welches Tier lebt nicht im Wasser: der Walfisch, der Biber oder die Ratte?

19. Wie heißen die sechs Kontinente?

20. Wer hat den Donauwalzer komponiert?

Wenn Sie fast alle Fragen richtig beantwortet haben, dann verfügen Sie über ein ausgezeichnetes Allgemeinwissen!

Auflösung: 1. Wien, 2. Italien, 3. Paris, 4. Donau, 5. 24. Dezember, 6. St. Pölten, 7. Belgien, 8. Neusiedler See, 9. Berlin, 10. am 11.11. um 11:11 Uhr, 11. Vorarlberg, Schweiz und Deutschland, 12. Osten, 13. Westen, 14. Süden, 15. Schweiz, 16. 9 Bundesländer, 17. Friedrich Schiller, 18. Ratte, 19. Europa, Asien, Afrika, Amerika, Australien, Antarktis, 20. Johann Strauß

Übungsbeispiel 11: Bei der folgenden Aufgabe sind die Satzteile durcheinander geraten. Lesen Sie sich in Ruhe dieses Beispiel durch. Versuchen Sie dann die Sätze durch Verbindungsstriche wieder richtig zusammenzufügen. Sie können dazu auch ein Lineal verwenden, oder Sie schreiben die vollständigen Sätze auf ein Blatt Papier. Dann können Sie zu einem späteren Zeitpunkt das Übungsbeispiel wiederholen.

Viel Spaß!

1. Heute ist	reif.
2. Im Winter	reifen die Früchte.
3. Peter kauft sich eine	es heiß.
4. Die Äpfel auf dem Baum sind	neue Hose.
5. Kühe geben uns	viele Geschenke.
6. Zu Weihnachten gibt es	Milch.
7. Auf dem Birnbaum	schneit es.
8. Im Sommer scheint die	Tiere.
9. Viele Frauen tragen	viel Training.
10. Der Elefant ist ein großes	wenig Wasser.
11. Im Tiergarten sind viele	und esse Kuchen.
12. Kinder essen gerne	Sonne.
13. Die Schuhe sind mir	trainieren.
14. Ich trinke Kaffee	Tier.
15. Muskeln brauchen	gerne Kleider.
16. Fische leben im	zu groß.
17. Wasser braucht man zum	Wasser.
18. In der Wüste gibt es	Schokolade.
19. Das Gedächtnis muss man	Leben.

Auflösung: 1. Heute ist es heiß. 2. Im Winter schneit es. 3. Peter kauft sich eine neue Hose. 4. Die Äpfel auf dem Baum sind reif. 5. Kühe geben uns Milch. 6. Zu Weihnachten gibt es viele Geschenke. 7. Auf dem Birnbaum reifen die Früchte. 8. Im Sommer scheint die Sonne. 9. Viele Frauen tragen gerne Kleider. 10. Der Elefant ist ein großes Tier. 11. Im Tiergarten sind viele Tiere. 12. Kinder essen gerne Schokolade. 13. Die Schuhe sind mir zu groß. 14. Ich trinke Kaffee und esse Kuchen. 15. Muskeln brauchen viel Training. 16. Fische leben im Wasser. 17. Wasser braucht man zum Leben. 18. In der Wüste gibt es wenig Wasser. 19. Das Gedächtnis muss man trainieren.

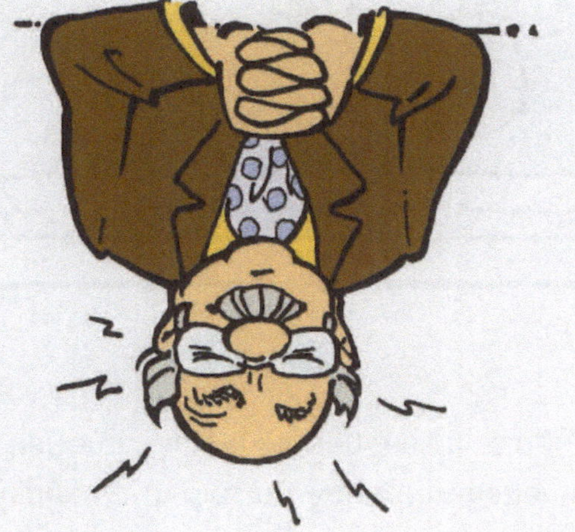

Übungsbeispiel 12: In diesem Aquarium haben sich einige Gegenstände versteckt, die hier nichts verloren haben. Finden Sie diese heraus und vergleichen Sie sie danach mit der Lösung.

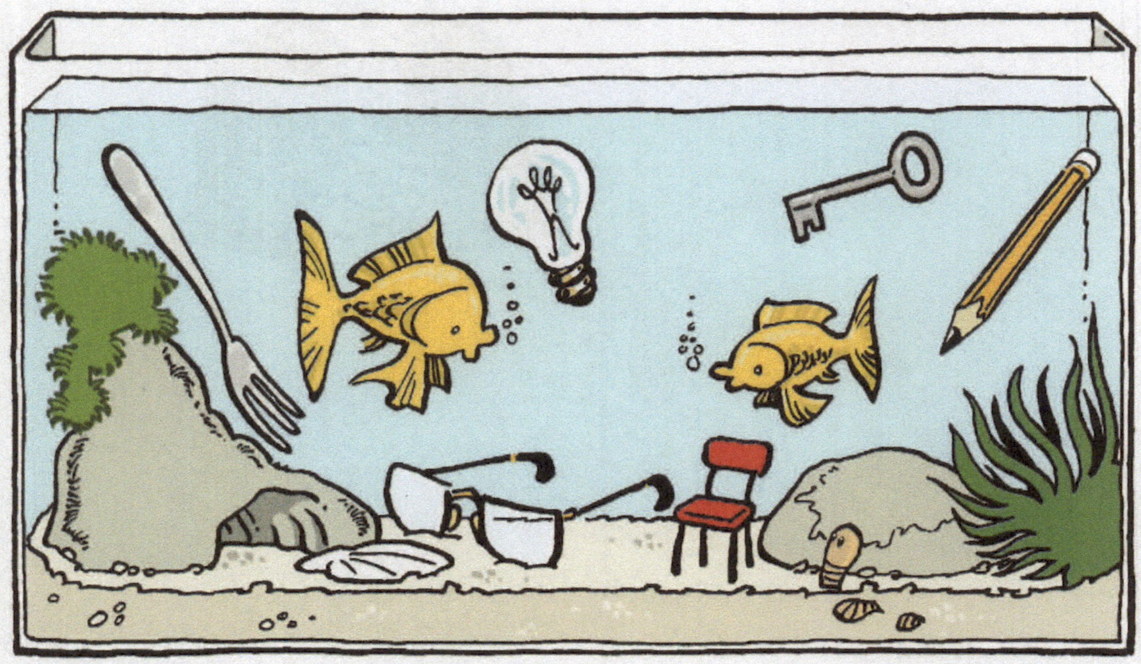

Welche Gegenstände gehören nicht ins Aquarium?

Haben Sie alle Dinge, die nicht in das Aquarium gehören, gefunden?
Gratulation!

WAHRNEHMUNG, LOGISCHES DENKEN, GEDÄCHTNIS

Hier noch eine Gedächtnisübung zu diesem Übungsbeispiel. Decken Sie die linke Buchseite ab. Welche Gegenstände und Tiere, die im Aquarium schwimmen, haben Sie sich noch gemerkt?

Auflösung: Gabel, Brille, Sessel, Schlüssel, Bleistift, Glühbirne

Übungsbeispiel 13: Ihre Nachbarin bittet Sie, für sie den Einkauf für das Wochenende zu erledigen, da sie mit Fieber im Bett liegt. Sie überreicht Ihnen dazu die Einkaufsliste 1. Lesen Sie sich diese konzentriert durch. Prägen Sie sich die Dinge gut ein und decken Sie dann die Liste mit einem Blatt Papier ab.

Einkaufsliste 1
Brot
Butter
Milch
Schinken
Käse
Semmeln
Äpfel
Dose Erbsen
Flasche Wein
Orangensaft
Schnitzelfleisch
Weintrauben
Hendl
Essiggurken

Einkaufsliste 2
Schuhe
Unterwäsche
Radio
Birnen
Bananen
Salzstangerl
Toastbrot
Salami
Frankfurter
Hammer und Nägel
Fön
Zange
Joghurt
Buttermilch
Mineralwasser
Bier
Dose Bohnen
Dose Thunfisch

Sie stehen im Geschäft, haben aber die Einkaufsliste vergessen.
Suchen Sie in den abgebildeten Einkaufsregalen nun die Dinge, die Sie Ihrer Nachbarin mitbringen sollen. Sie können sich auch nochmals aufschreiben, was alles auf
der Einkaufsliste stand.

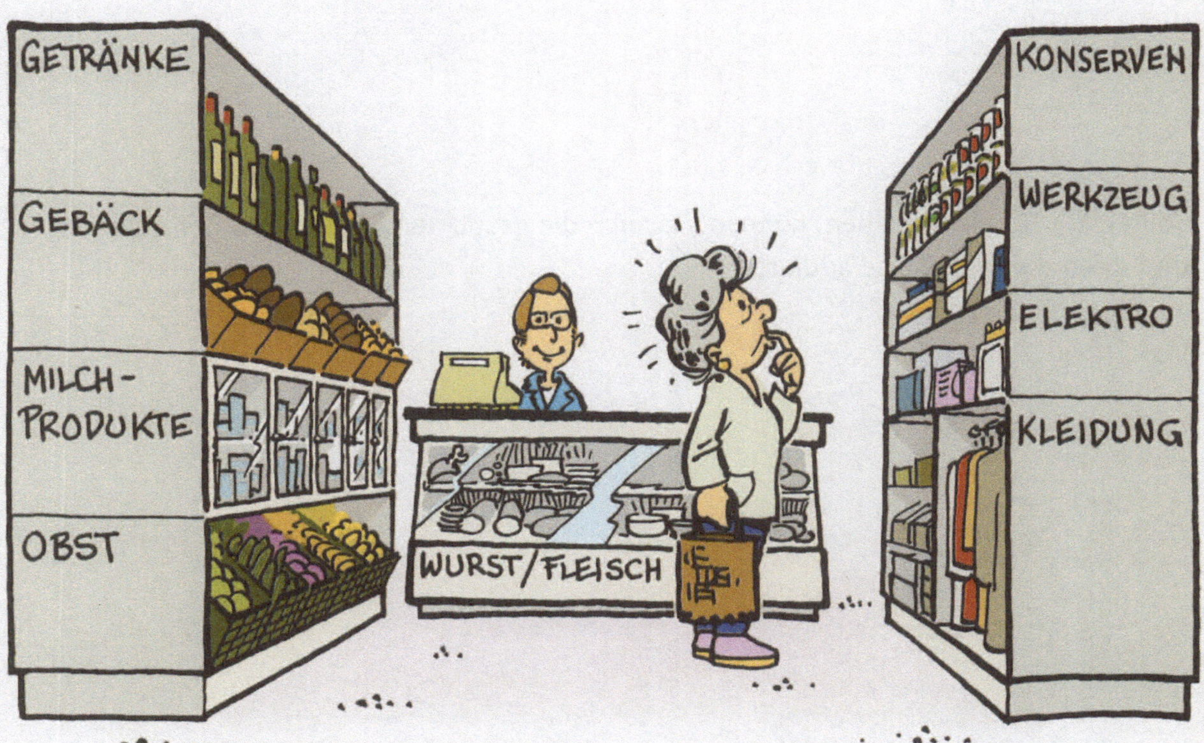

Haben Sie alle Lebensmittel gefunden?

Ausgezeichnet, dann versuchen Sie diese Übung bitte nochmals mit der zweiten
Einkaufsliste. Sie können dieses Beispiel aber auch mit jeder beliebigen Einkaufsliste
wiederholen.

Übungsbeispiel 14: Im folgenden Beispiel sehen Sie verschiedene Figuren, die sich nur durch die Stellung der Striche im Kreis unterscheiden.

Ihre Aufgabe besteht nun darin, herauszufinden, wie viele Figuren dem unten dargestellten Kreis gleichen. Arbeiten Sie bitte nur bei guten Lichtverhältnissen. Diese Übung ist etwas schwieriger.

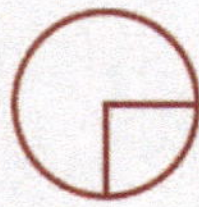

Sollten Sie Probleme haben, können Sie auch die gesuchten Figuren pro Zeile zählen und dann die Ergebnisse addieren.

Viel Erfolg!

Auflösung : 35

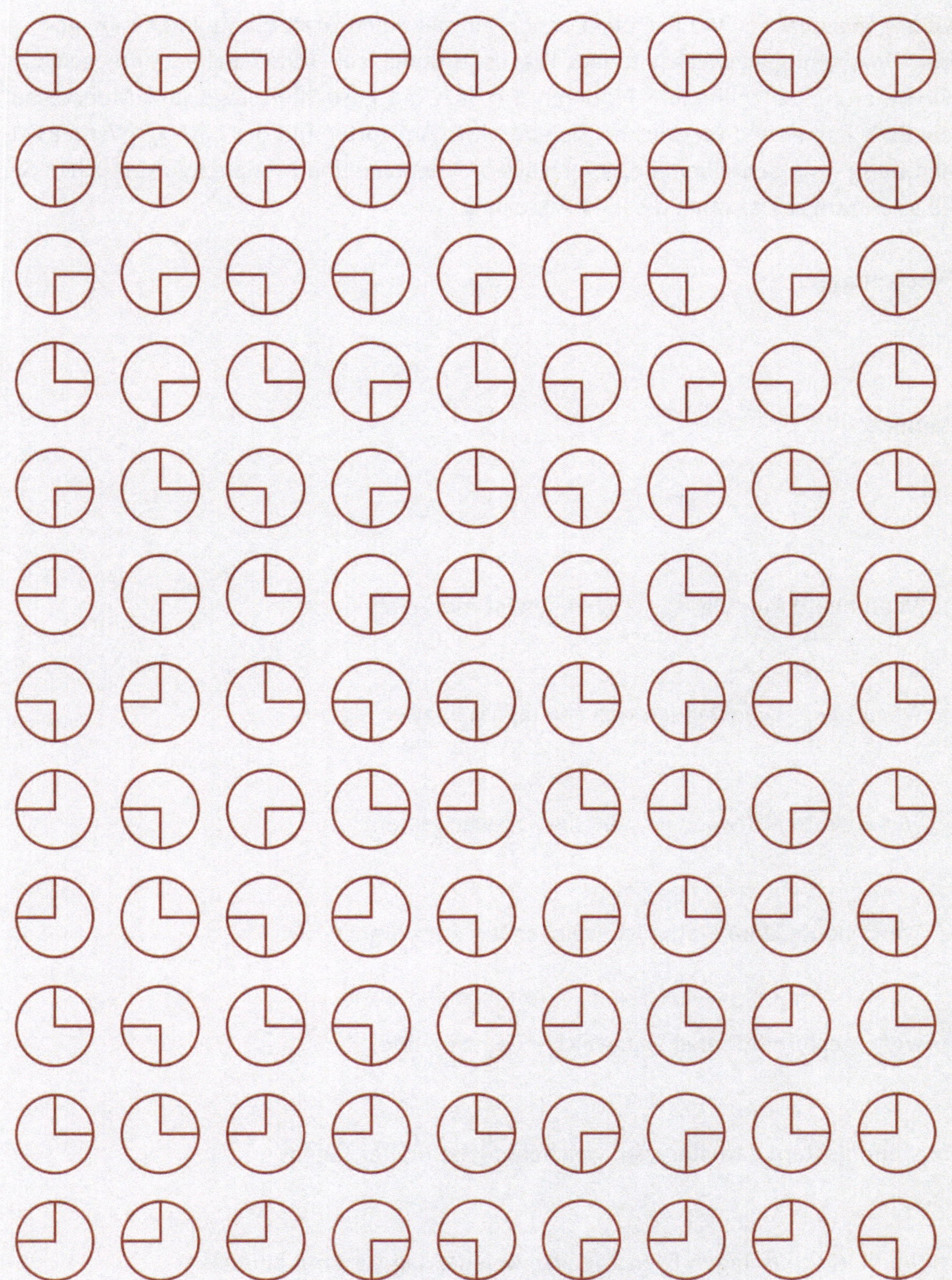

Übungsbeispiel 15: Wer hat nicht schon einmal einen Arztbesuch vergessen, weil er den Wochentag verwechselt hat? Dieses Beispiel soll Ihnen helfen, Ihre zeitliche Orientierung zu trainieren. Notieren Sie sich die gesuchten Tage und Monate auf ein Blatt Papier und vergleichen Sie dann Ihre Antworten mit der Lösung. Wenn es zu schwierig wird, schreiben Sie einfach alle Wochentage und Monate auf. Versuchen Sie es aber bitte zuerst ohne diese Hilfestellung.

Wochentage:

Monate:

1. Wenn heute Montag ist, welcher Tag ist morgen?

2. Wenn heute Dienstag ist, welcher Tag ist in zwei Tagen?

3. Wenn heute Mittwoch ist, welcher Tag war gestern?

4. Wenn heute Donnerstag ist, welcher Tag war vorgestern?

5. Wenn gestern Sonntag war, welcher Tag ist heute?

6. Wenn gestern Samstag war, welcher Tag ist in drei Tagen?

7. Wenn vor zwei Tagen Dienstag war, welcher Tag ist dann heute?

8. Wenn vorgestern Donnerstag war, welcher Tag ist dann heute?

9. Wenn vorgestern Mittwoch war, welcher Tag ist übermorgen?

10. Wenn vor sieben Tagen Montag war, welcher Tag ist morgen?

11. Wenn jetzt November ist, war vor einem Monat ...?

12. Wenn jetzt Mai ist, war vor zwei Monaten ...?

13. Wenn vor einem Monat Jänner war, ist jetzt ...?

14. Wenn in drei Monaten September ist, ist jetzt ...?

15. Wenn jetzt April ist, so ist in drei Monaten ...?

16. Wenn jetzt Jänner ist, war vor einem Monat ...?

17. Wenn in zwei Monaten Oktober ist, ist jetzt ...?

Auflösung: 1. Dienstag, 2. Donnerstag, 3. Dienstag, 4. Dienstag, 5. Montag, 6. Mittwoch, 7. Donnerstag, 8. Samstag, 9. Sonntag, 10. Dienstag, 11. Oktober, 12. März, 13. Februar, 14. Juni, 15. Juli, 16. Dezember, 17. August

Übungsbeispiel 16: Es gibt Buchstabensuppe zum Mittagessen. Zufällig schwimmen in Ihrer Suppe alle 26 Buchstaben des Alphabets, von A bis Z. Manche Buchstaben sind groß geschrieben, andere wiederum klein. Lassen Sie sich dadurch nicht verwirren.

Suchen Sie nun in Ihrem Suppenteller die Buchstaben in der Reihenfolge des Alphabets, also zuerst den Buchstaben A, dann B und so weiter. Zeichnen Sie die Buchstaben bitte nicht an. Sie sollten nur mit dem Finger darauf zeigen.

Viel Spaß!

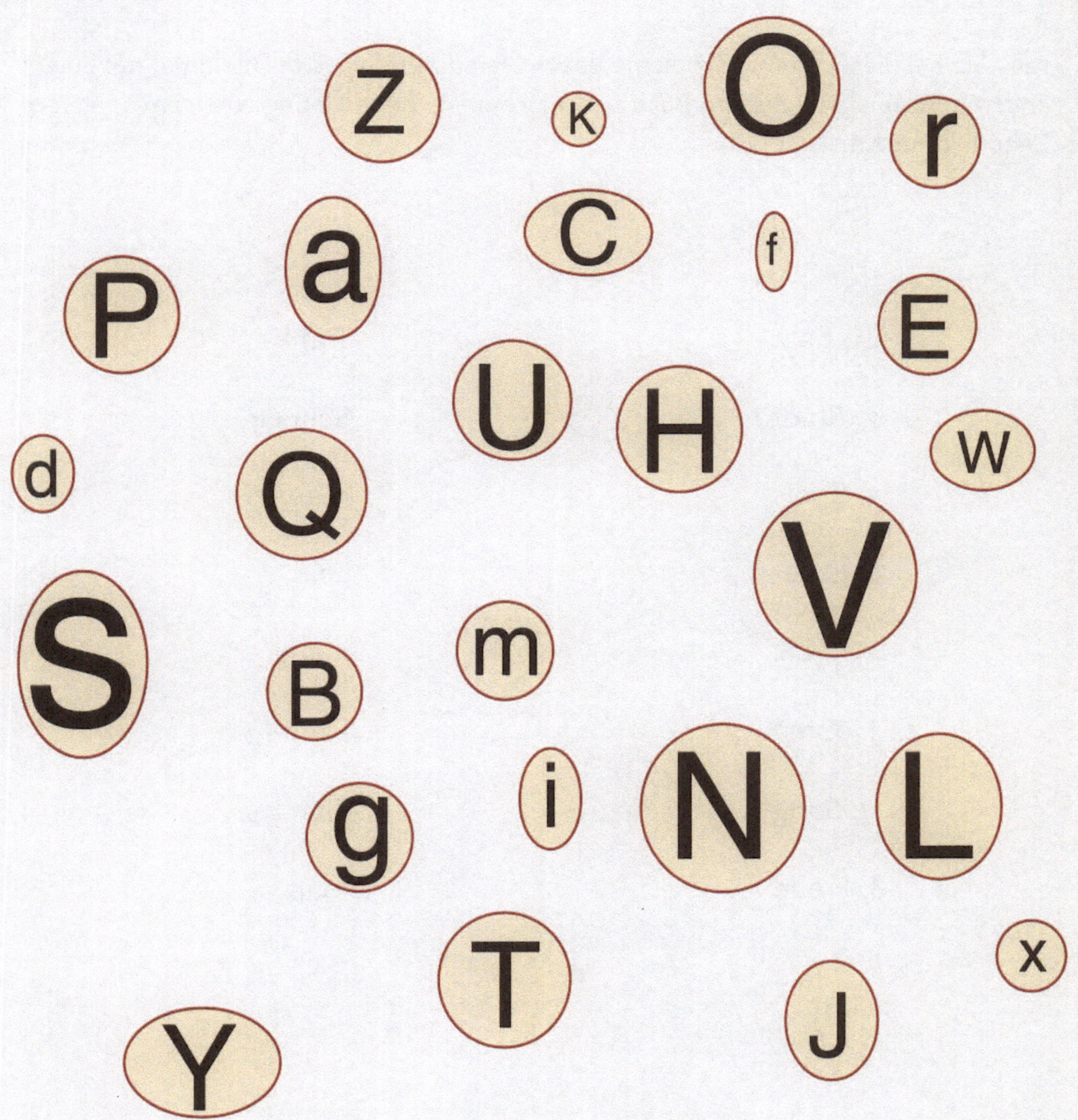

Übungsbeispiel 17: „Die beiden vertragen sich so gut wie Katz und Maus!" Solche Redewendungen kennt jeder von uns. Bei dieser Aufgabe sind die Wörter leider durcheinander gekommen. Verbinden Sie sie wieder richtig miteinander.

Falls Sie bei dieser Übung Probleme haben, versuchen Sie es doch einmal mit einem anderen Beispiel aus diesem Buch und machen sie diese Übung zu einem späterem Zeitpunkt nochmals.

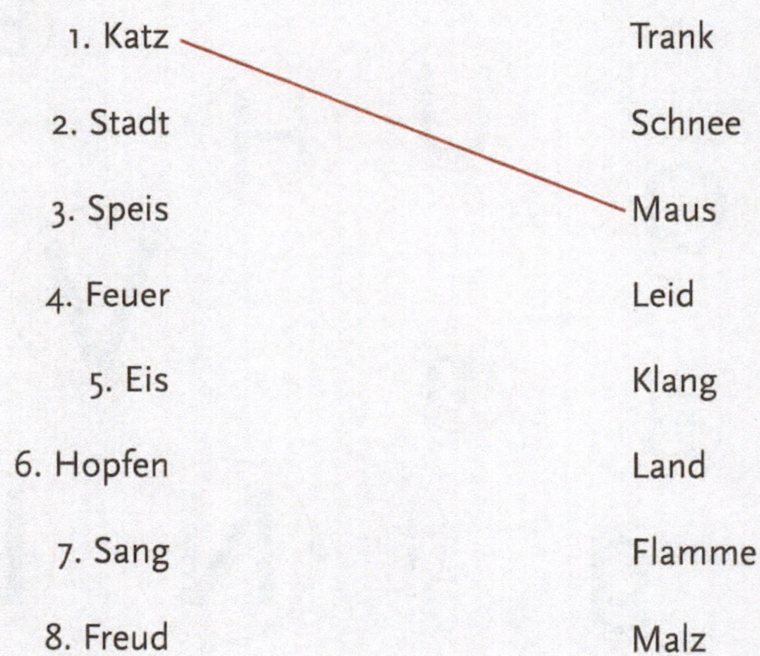

9. Stock	Hölle
10. Kraut	Fülle
11. Himmel	Hof
12. Herr	Bogen
13. Haus	Stein
14. Tür	Gebieter
15. Pfeil	Rüben
16. Hülle	Tor

Übungsbeispiel 18: Nun eine kleine Gedächtnisübung: Lesen Sie die folgende Geschichte aufmerksam durch und versuchen Sie sich alle Inhalte zu merken, was oft gar nicht so einfach ist. Probieren Sie es doch einfach einmal selbst aus.

Herr und Frau Berger fahren für vier Tage nach Salzburg. Da sie ihren Hund Rex mitnehmen wollen, beschließen sie, mit dem Auto zu fahren. Sie kommen am Samstag Nachmittag in Salzburg an und wohnen im Hotel „Zur Post". Für die nächsten vier Tage haben sie sich viel vorgenommen. Sie wollen den Dom besichtigen, ein Museum besuchen, Mozartkugeln für die Kinder kaufen und Ausflüge in die Umgebung machen. Leider ist das Wetter nicht sehr schön, aber sie lassen sich ihre gute Laune nicht verderben und genießen ihren Urlaub.

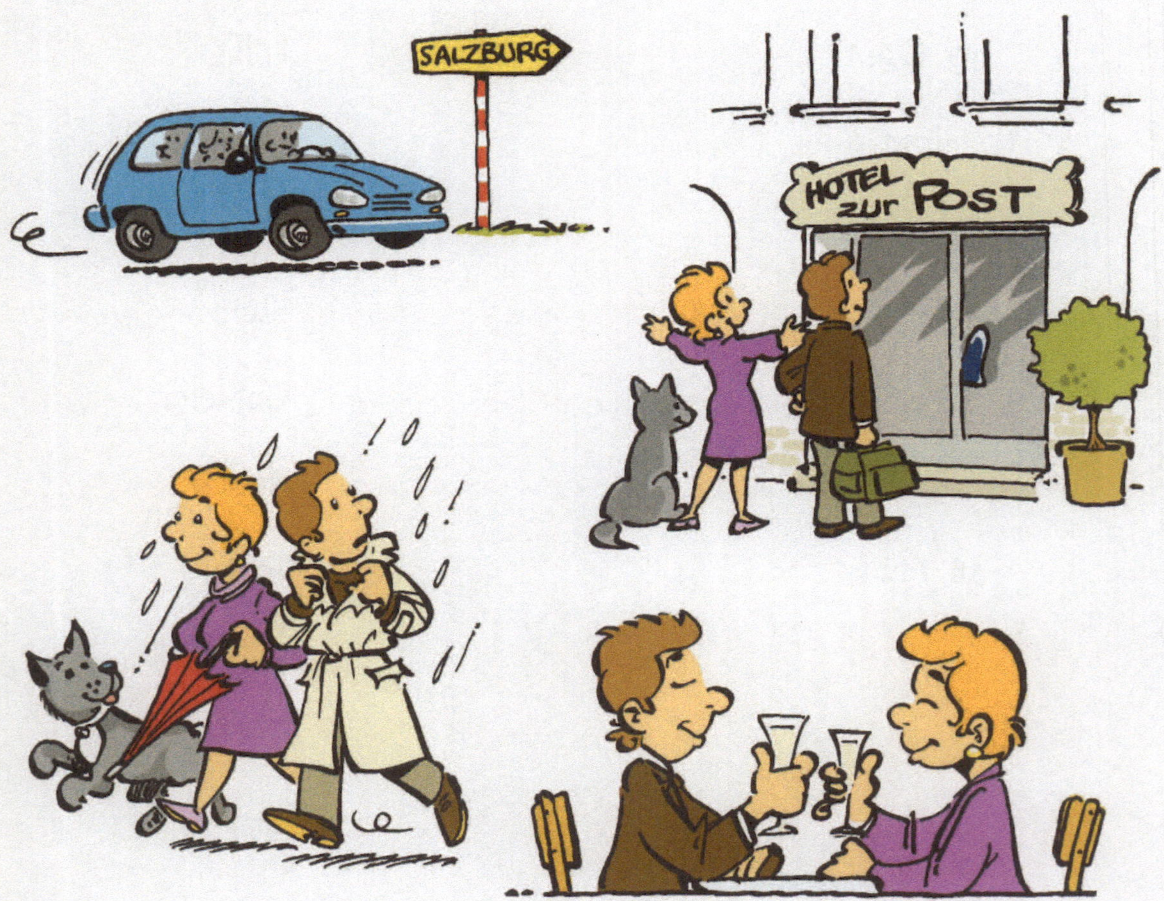

Decken Sie nun diese Seite ab.

Was haben Sie sich von der Geschichte alles gemerkt?
Hier nun einige Fragen dazu.

1.) Wie heißt das Ehepaar?

2.) Wohin wollen sie fahren?

3.) Wie fahren sie dorthin?

4.) Wie lange bleiben sie dort?

5.) Wie heißt der Hund?

6.) Wo wohnen sie?

7.) Was wollen sie alles unternehmen?

8.) Wie ist das Wetter?

Haben Sie alle Fragen richtig beantworten können?
Gratulation, dann verfügen Sie über ein ausgesprochen gutes Erinnerungsvermögen.
Oft überliest man aber einfach gewisse Informationen in einem Text, ohne sie wahrzunehmen. Sollten Sie sich also nicht mehr an alle Details erinnern können, lesen Sie die Geschichte nochmals!

Auflösung: 1. Berger, 2. Salzburg, 3. Auto, 4. vier Tage, 5. Rex, 6. Hotel „Zur Post", 7. Besichtigung des Doms, Museumsbesuch, Kauf von Mozartkugeln, Ausflüge in die Umgebung 8. nicht schön

Übungsbeispiel 19: Das Bild der Palme wurde in viele kleine Stücke zerschnitten. Finden Sie heraus, wo sich diese Teile im großen Bild befinden.

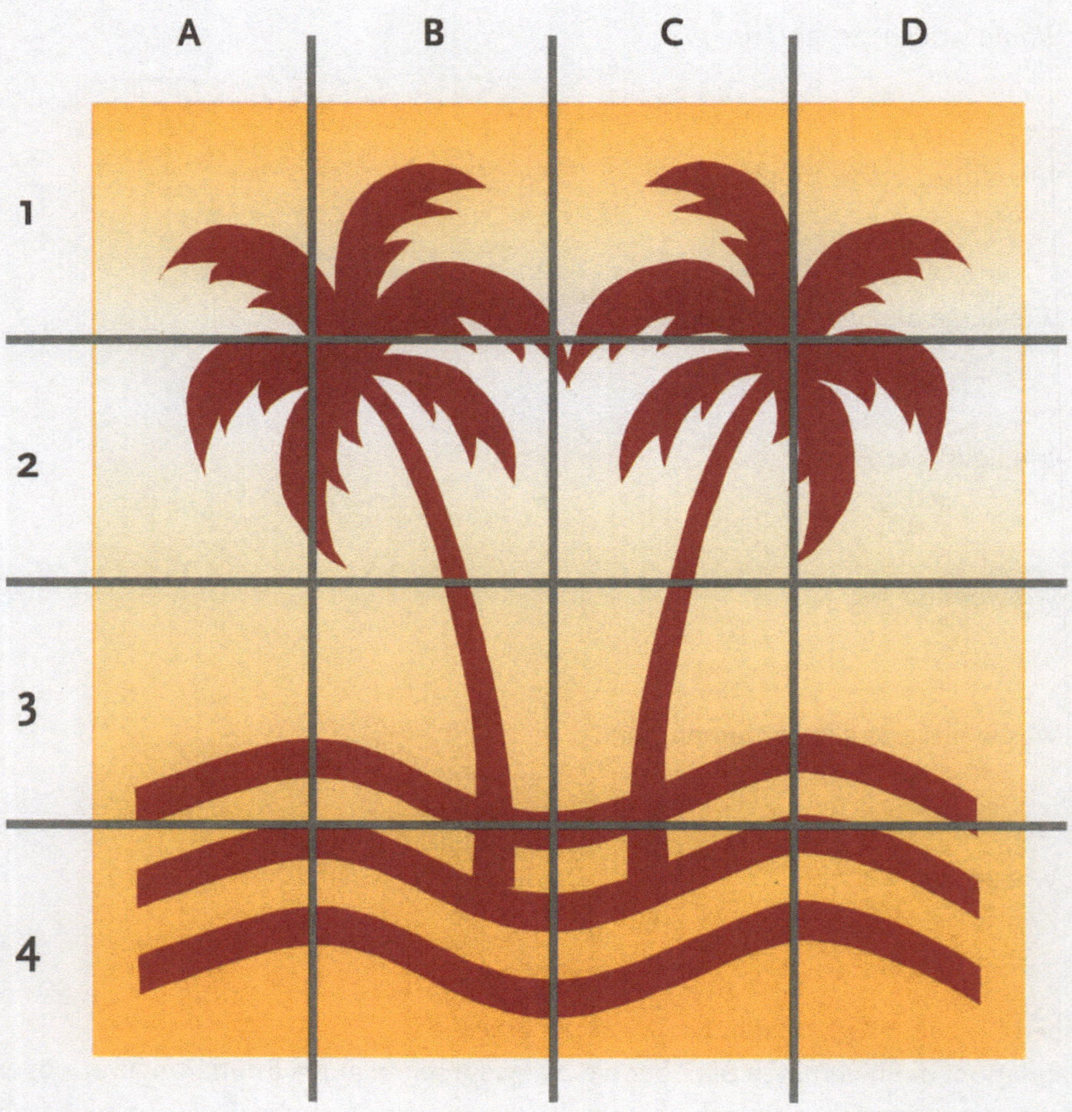

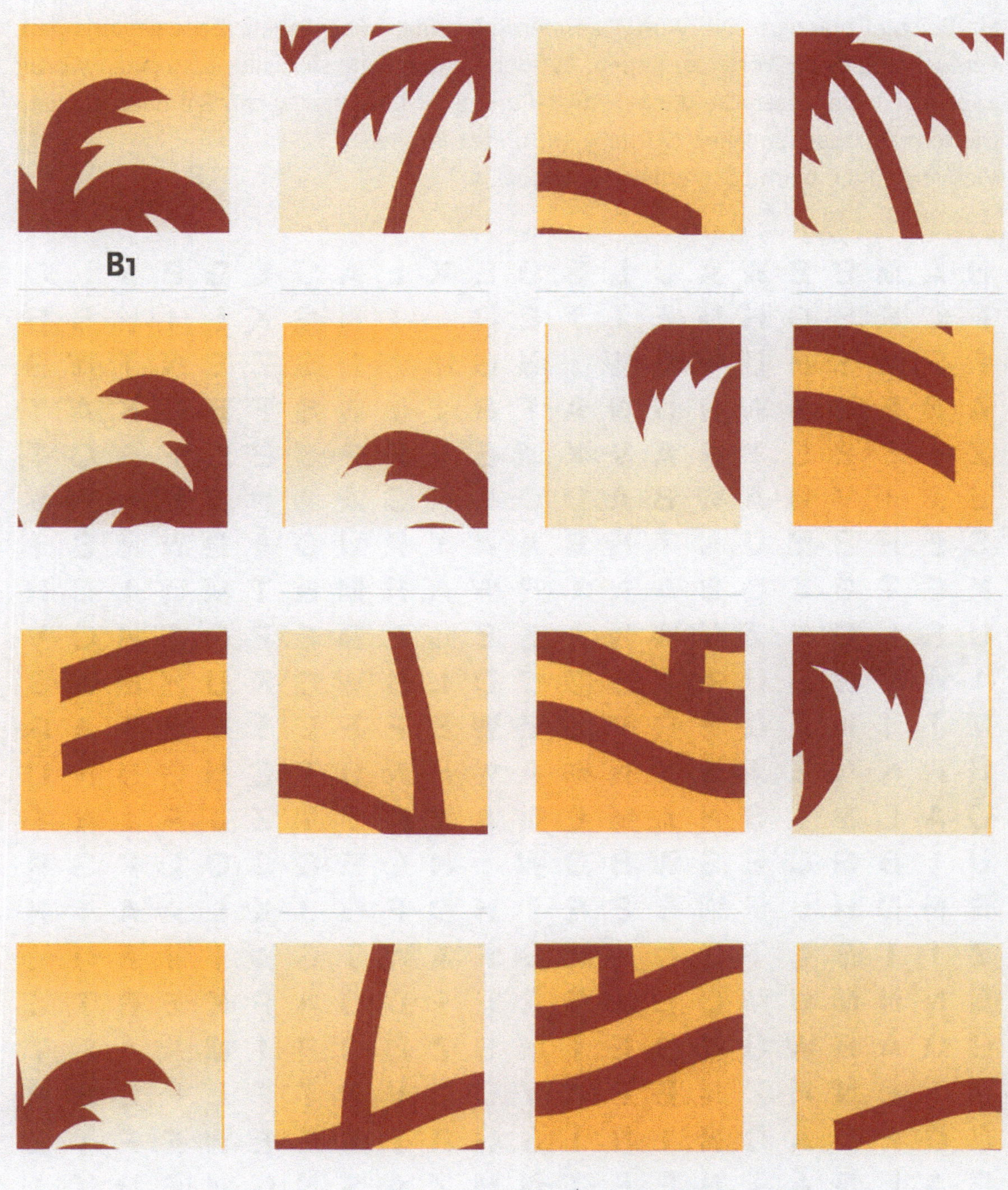

Auflösung: 1. Reihe: B1, C2, B3, B2; 2. Reihe: C1, A1, A2, D4; 3. Reihe: A4, B3, B4, D2; 4. Reihe: D1, C3, C4, A3

Übungsbeispiel 20: Nun wird es schwieriger. In diesem Buchstaben-Wirrwarr sind 16 Wörter versteckt, waagrecht und senkrecht. Das Wort „AAL" ist zur Demonstration als Beispiel markiert. Die Wörter können auch über die nächste Zeile weiterlaufen. Versuchen Sie alle Wörter zu finden. Auf der rechten Seite sind alle versteckten Wörter angegeben. Benutzen Sie diese Hilfestellung aber bitte erst, wenn Sie nach konzentriertem Durchsehen keine Wörter mehr finden können.
Viel Vergnügen beim Lösen dieser Aufgabe!

```
N A M B Z W A U L S D E K L A U S G B N L O
P L K S C H M E T T E R L I N G K L I H S B
F R X S H U N G W I N G M W R S B E N T W R
A B E B B W N U N A T R I M W S F B G K A T
Z E L Z L T R A V X M E N P B U B E F W Q T
J A I V U A W B A D O I N G A A N R T W A S
S E R B M U N T R R A N I N U D Ä R N M S I
K G T B E Q B A N T R W Ä H M H T M W I C H
U S L B N Z M W N A S E G E D E F R T H C V
I W V B B U T R B G Ö D L S W G N U H M W S
M T J H E Q B Ö P H Z W E F F E I E R T A G
H R K N E I H L N M A N H N U T C H G U N Ö
Ö A L B T S N A M E N A N R I T Z J F I N F
Ü I B G G E S W B O W I N G E Q G O L F S R
R N C H L T W B E R T H D F B J K L Ä A T H
Z I I B L T E N K W D F A W T G W I J F U L
R N N M U M O L K E R E I D Ö A P K E R T J
G G Ä R W G N D E I M S Z O Ö R I M A A L T
M T K N H Z N E F A V G D V R T T L F S B N
G G E D Ä C H T N I S G R I N E E W E F T B
G A E B Ä T N E E T N M Z A S N G H E U K I
N O M B Z W Z T N M U F R Ü H S T Ü C K U N
```

     WORTFINDUNG, KONZENTRATION

Hilfestellung:

Folgende Worte sind waagrecht versteckt:

Aal, Klaus, Namen, Schmetterling, Golf, Feiertag, Molkerei, Nase, Frühstück, Gedächtnis

Folgende Worte sind senkrecht versteckt:

Training, Garten, Baum, Blumenbeet

Folgende Worte gehen über zwei Zeilen:

Katze, Wasser

Auflösung:

Übungsbeispiel 21: Diese Angler haben Glück gehabt. Jeder von ihnen hat einen großen Fisch am Haken. Doch leider sind die Leinen durcheinander geraten.

Nun wollen die Angler natürlich wissen, wer welchen Fisch gefangen hat und vor allem – wer hat den größten Fisch an der Angel?

Helfen Sie ihnen doch beim Entwirren der Leinen!

1. Fischer

2. Fischer

3. Fischer

4. Fischer

Den größten Fisch hat   gefangen.

Auflösung: 1A, 2C, 3B, 4E, 5D. Den größten Fisch hat Angler 4 gefangen.

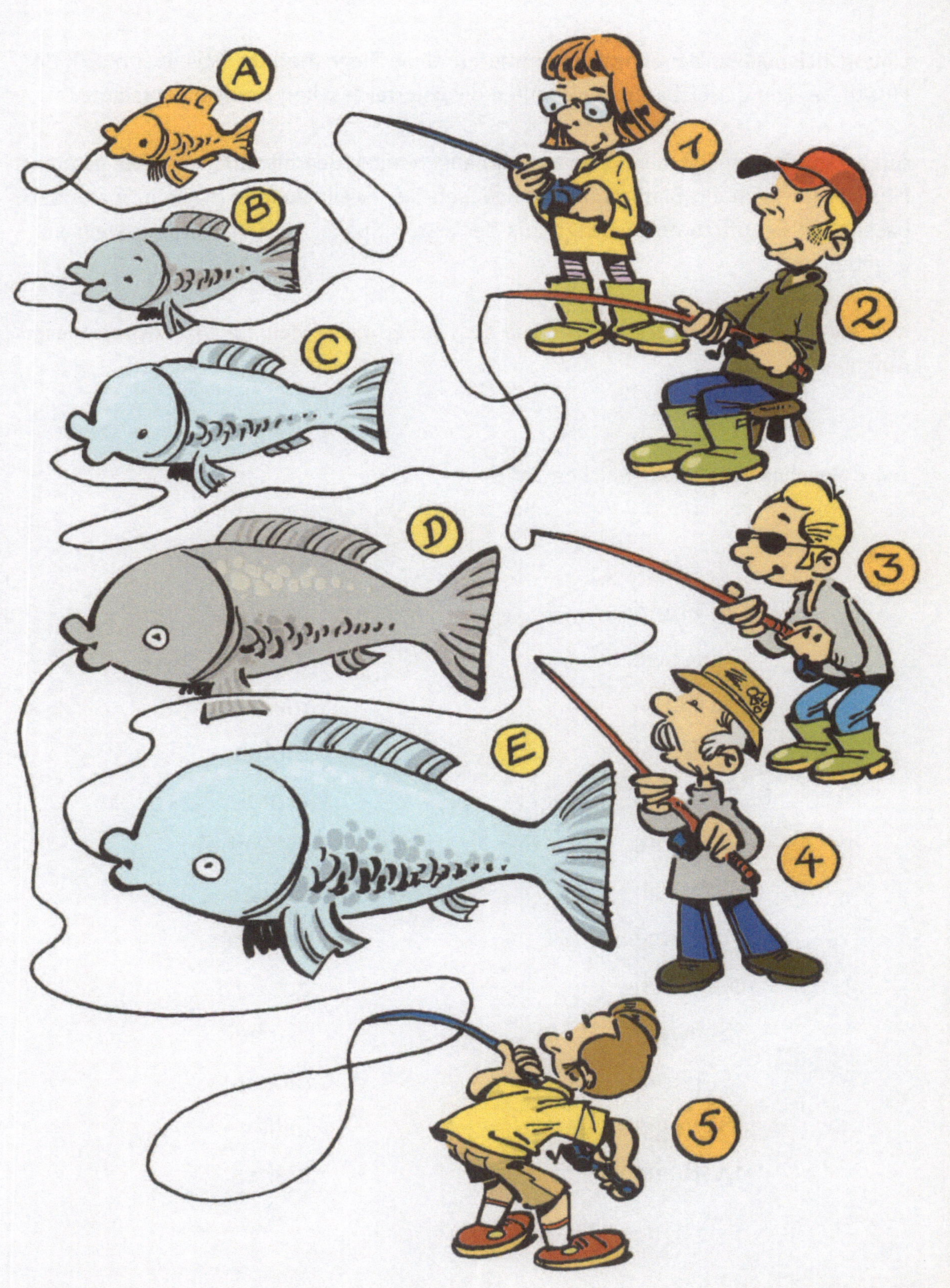

A
B
C
D
E
1
2
3
4
5

Übungsbeispiel 22: Der Schmied hämmert und die Ziege meckert. Was aber macht der Hirsch, wo lebt der Eisbär und wie lauten die österreichischen Landeshauptstädte?

Auf den folgenden Seiten sind die zusammengehörigen Begriffe durcheinander geraten. Nehmen Sie sich ein Blatt Papier und suchen Sie jeweils aus der zweiten Spalte den passenden Begriff zu den Wörtern aus der ersten Spalte. Ein Beispiel ist jeweils vorgegeben.

Konzentrieren Sie sich und lassen Sie sich ruhig etwas Zeit für die Lösung dieser Aufgabe.

Teil 1: Welches Tier macht welchen Laut?

1. Ziege	schnattern
2. Hund	miauen
3. Löwe	grunzen
4. Hahn	meckern
5. Schaf	muhen
6. Schlange	röhren
7. Ente	zwitschern
8. Kuh	brüllen
9. Katze	summen
10. Hirsch	gackern
11. Schwein	zischen
12. Huhn	blöken
13. Vogel	bellen
14. Biene	krähen

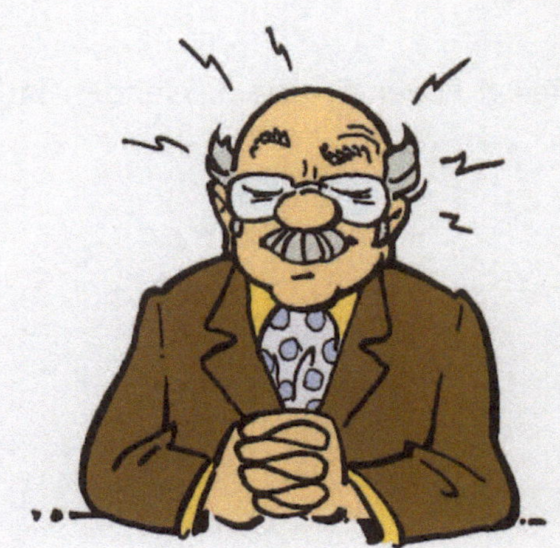

Teil 2: Welches Tier lebt wo?

1. Katze	Wald
2. Haifisch	Gebirge
3. Kamel	Teich
4. Kuh	Haus
5. Tiger	Meer
6. Adler	Wüste
7. Reh	Weide
8. Forelle	Arktis
9. Affe	Kanal
10. Eisbär	Dschungel
11. Frosch	Urwaldbaum
12. Ratte	Bach

Teil 3: Fügen Sie die passenden Tätigkeiten zu den aufgelisteten Berufen.

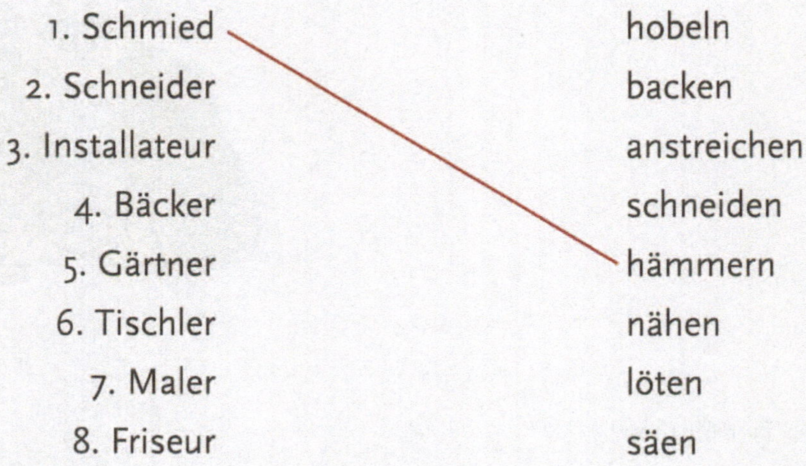

1. Schmied	hobeln
2. Schneider	backen
3. Installateur	anstreichen
4. Bäcker	schneiden
5. Gärtner	hämmern
6. Tischler	nähen
7. Maler	löten
8. Friseur	säen

Teil 4: Verbinden Sie die Hauptstadt mit dem richtigen Bundesland.

1. St. Pölten	Tirol
2. Bregenz	Oberösterreich
3. Graz	Niederösterreich
4. Innsbruck	Kärnten
5. Eisenstadt	Salzburg
6. Klagenfurt	Steiermark
7. Linz	Burgenland
8. Salzburg	Vorarlberg

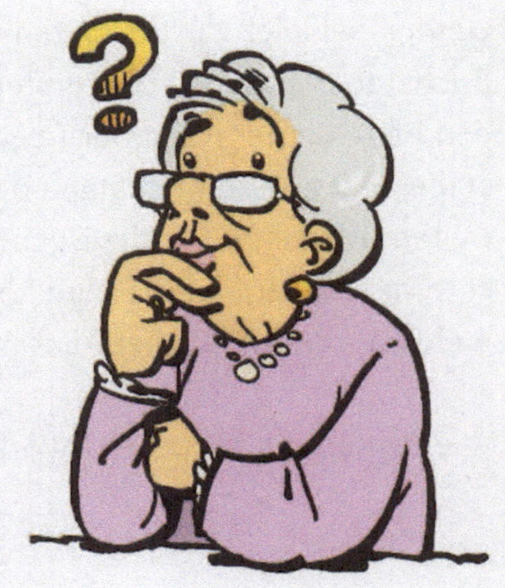

Auflösung: 1. Teil: 1. Ziege/meckern, 2. Hund/bellen, 3. Löwe/brüllen, 4. Hahn/krähen, 5. Schaf/blöken, 6. Schlange/zischen, 7. Ente/schnattern, 8. Kuh/muhen, 9. Katze/miauen, 10. Hirsch/röhren, 11. Schwein/grunzen, 12. Huhn/gackern, 13. Vogel/zwitschern, 14. Biene/summen
2. Teil: 1. Katze/Haus, 2. Haifisch/Meer, 3. Kamel/Wüste, 4. Kuh/Weide, 5. Tiger/Dschungel, 6. Adler/Gebirge, 7. Reh/Wald, 8. Forelle/Bach, 9. Affe/Urwaldbaum, 10. Eisbär/Arktis, 11. Frosch/Teich, 12. Ratte/Kanal
3. Teil: 1. Schmied/hämmern, 2. Schneider/nähen, 3. Installateur/löten, 4. Bäcker/backen, 5. Gärtner/säen, 6. Tischler/hobeln, 7. Maler/anstreichen, 8. Friseur/schneiden
4. Teil: 1. St. Pölten/Niederösterreich, 2. Bregenz/Vorarlberg, 3. Graz/Steiermark, 4. Innsbruck/Tirol, 5. Eisenstadt/Burgenland, 6. Klagenfurt/Kärnten, 7. Linz/Oberösterreich, 8. Salzburg/Salzburg

Übungsbeispiel 23: Im ersten Übungsbeispiel wird ein Wort gesucht, das aus acht Buchstaben besteht. Den ersten Buchstaben des Wortes finden Sie heraus, indem Sie den Pfeil mit der Nummer 1 suchen. Am Ende der Pfeilspitze steht der gesuchte Buchstabe. Der zweite Buchstabe des Wortes steht am Ende des Pfeils Nummer 2 und so weiter. Schreiben Sie die Buchstaben in dieser Reihenfolge auf ein Blatt Papier, dann kommen Sie auf die richtige Lösung.
Viel Spaß beim Spaghetti-Lesen!

Wie heißen die gesuchten Wörter?

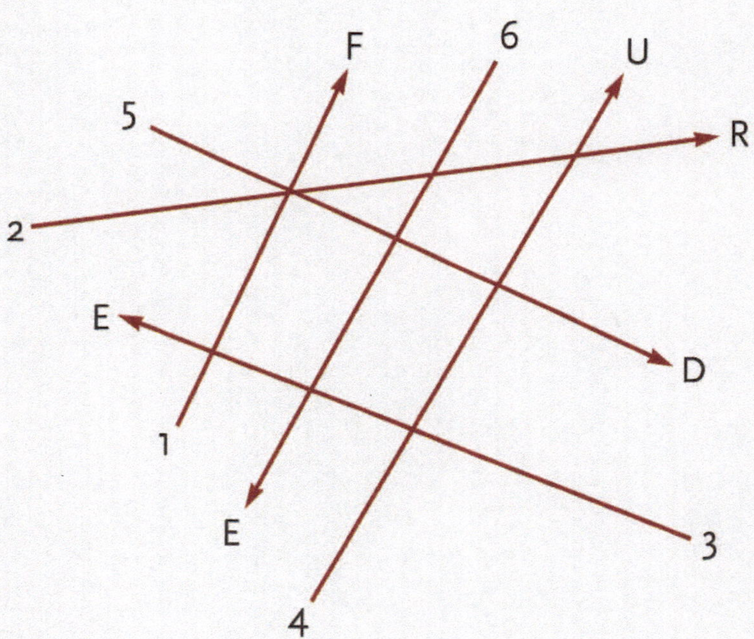

Das gesuchte Wort lautet:

Das zweite Wort ist schwieriger, es besteht aus 18 Buchstaben. Hier muss man schon sehr genau schauen.

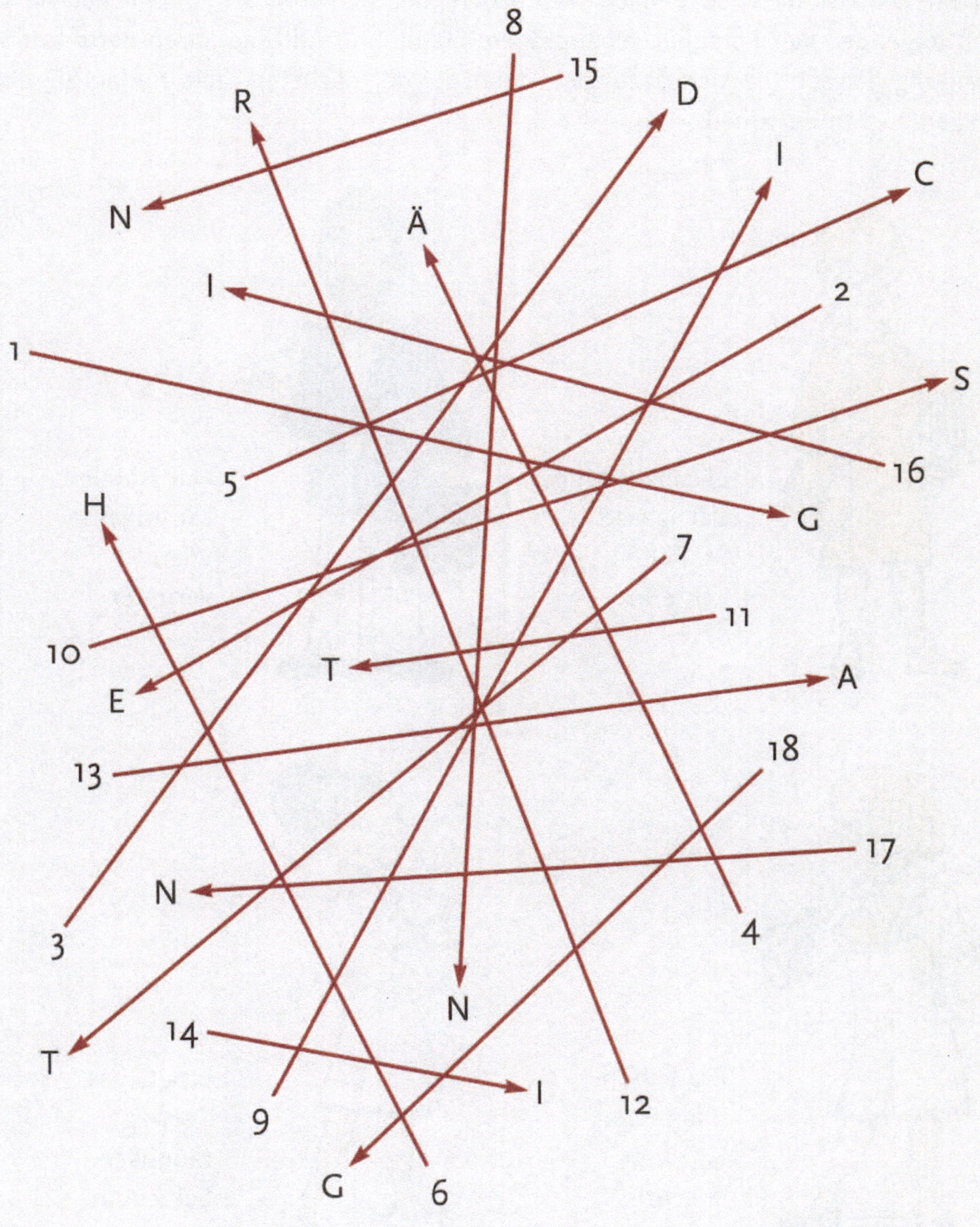

Das gesuchte Wort lautet:

Übungsbeispiel 24: Sie treffen bei einer Feier vier Personen, die Sie noch nicht kennen und die Ihnen vorgestellt werden. Sich die Namen von fremden Menschen auf Anhieb zu merken, ist nicht so einfach. Versuchen Sie, sich trotzdem möglichst viel von den folgenden vier Personen einzuprägen: Name und Adresse, ihren Beruf und ihre Kleidung. Lassen Sie sich dazu Zeit, denn auf der nächsten Seite finden Sie einige Fragen zu den Personen.

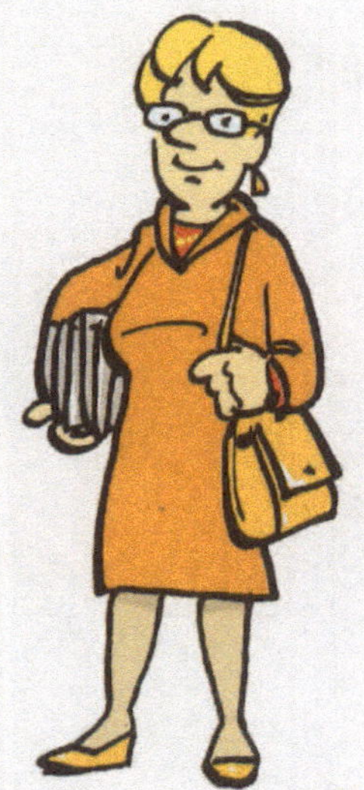

Elisabeth Müller
Bachgasse
St. Pölten
Lehrerin

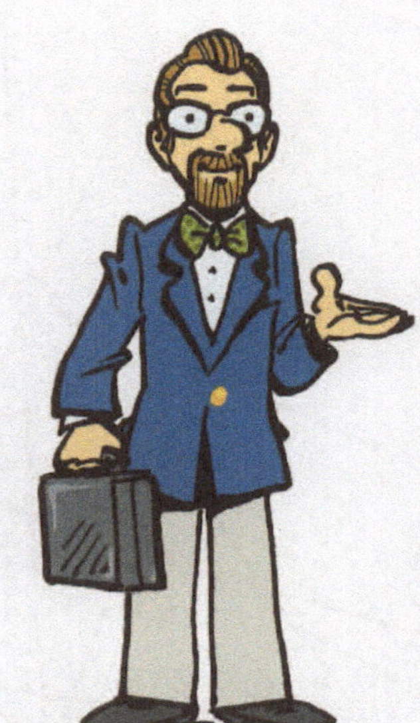

Franz Maier
Lammgasse
Wien
Vertreter

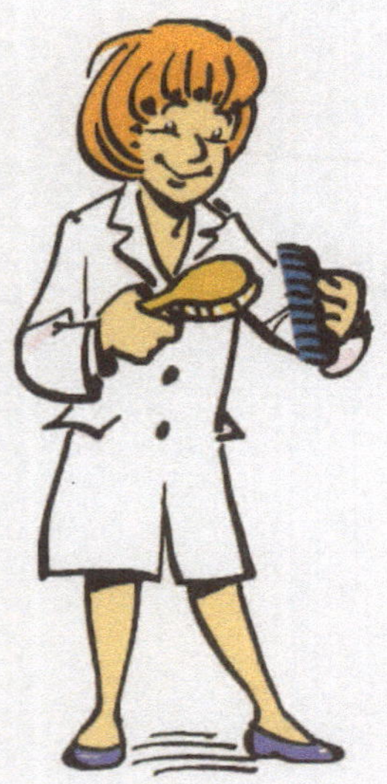

Eva Schön
Badgasse
Salzburg
Friseurin

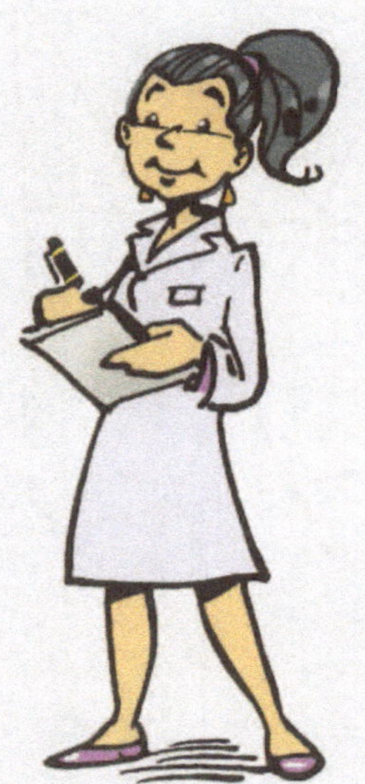

Lisa Glück
Seeweg
Mondsee
Sekretärin

Ihre Nachbarin will am nächsten Tag wissen, wen Sie bei der Feier getroffen haben. Besonders interessiert sie, wer die „Neuen" waren. Erinnern Sie sich noch an die vier Menschen, die Ihnen vorgestellt wurden, welchen Beruf sie ausüben, und was sie getragen haben? Versuchen Sie folgende Sätze zu vervollständigen.

1.) Elisabeth Müller wohnt in der ________________ in ____________

und ist ________________ .

Sie hat ________________ an.

2.) Herr ________________ wohnt in der ____________

und ist ________________ .

Er hat ________________ an.

3.) Was wissen Sie von dieser Frau?

Name: ________________

Adresse: ________________

Beruf: ________________

4.) In Salzburg, ________________ wohnt ____________

Sie ist von Beruf ________________ und hat ________________ an.

Haben Sie alle Fragen richtig beantwortet?
Ausgezeichnet, Sie haben ein sehr gutes Gedächtnis!

Falls Ihnen etwas entgangen ist, decken Sie die linke Seite nochmals ab
und wiederholen Sie die Übung.

Übungsbeispiel 25: Die folgende Übung trainiert Ihre Motorik. Versuchen Sie, jede der unten abgebildeten Figuren auf einem Blatt Papier nachzuzeichnen. Manche Formen sind leicht, manche hingegen schwierig, denn bekanntlich kann ja nicht jeder von uns gleich gut zeichnen. Probieren Sie es aber trotzdem einmal aus.

Danach prägen Sie sich die einzelnen Objekte gut ein. Verdecken Sie nun die Formen und zeichnen Sie sie aus dem Gedächtnis nach. Sollte es nicht sofort klappen, wiederholen Sie diese Übung doch zu einem späteren Zeitpunkt.

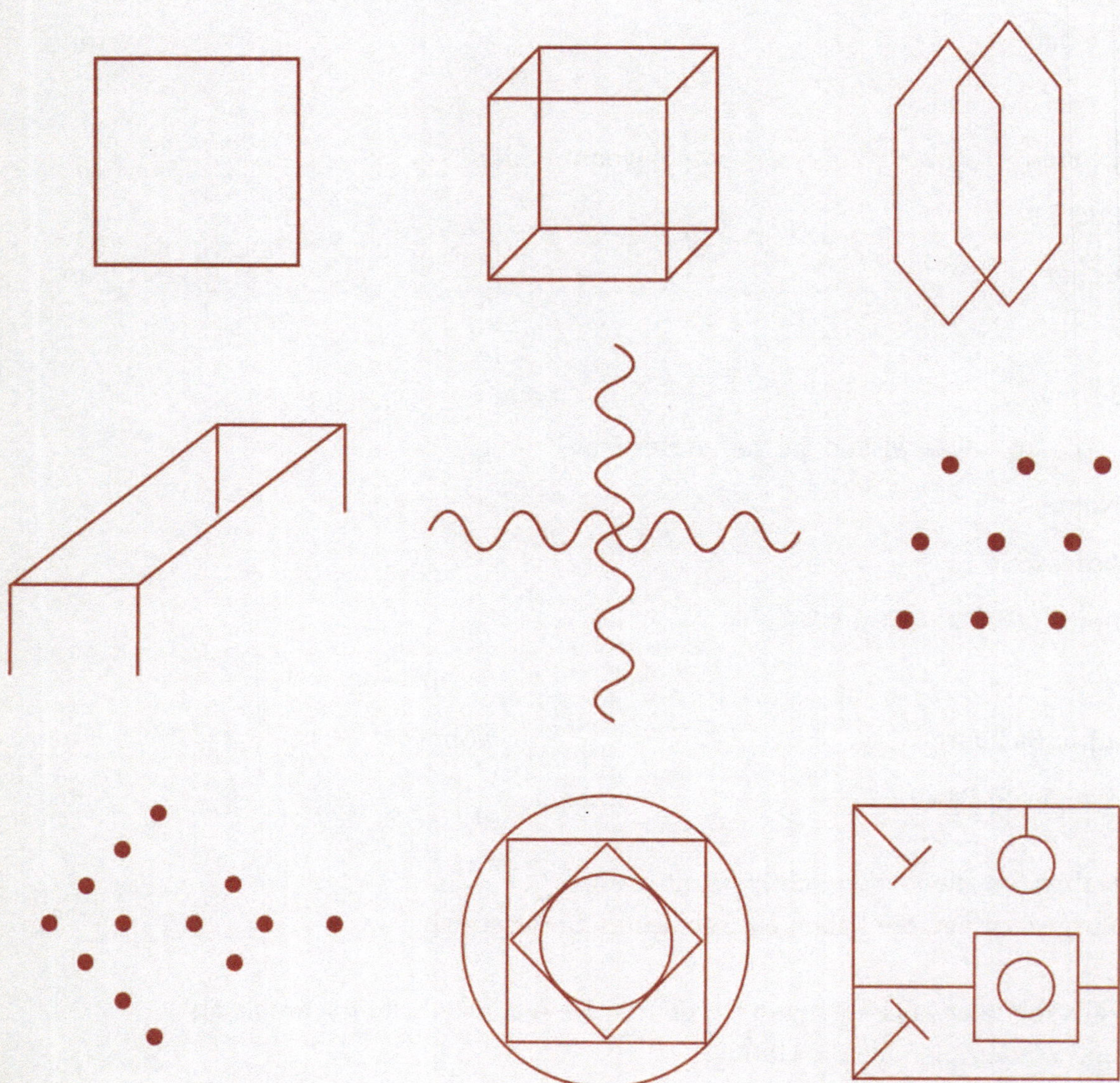

MOTORIK, KONZENTRATION

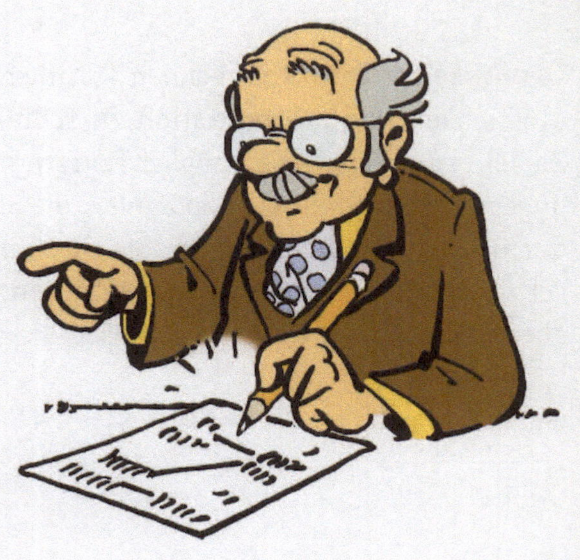

Übungsbeispiel 26: Kopfrechnen fällt nicht jedem leicht. Es ist aber eine sehr gute Möglichkeit, die Konzentration zu schulen. Versuchen Sie bei dieser Übung, die Zahlen so schnell wie möglich zusammenzuzählen. Sie sollten dabei möglichst ungestört sein. Streichen alle Zahlen, die Sie bereits addiert haben, mit einem Bleistift durch. Zum Schluss notieren Sie die Summe. Sollte Ihnen das Kopfrechnen sehr schwer fallen, schreiben Sie sich Zwischenergebnisse auf. Probieren Sie die Rechnung aber zuerst ohne Zwischenergebnisse.

Gutes Gelingen!

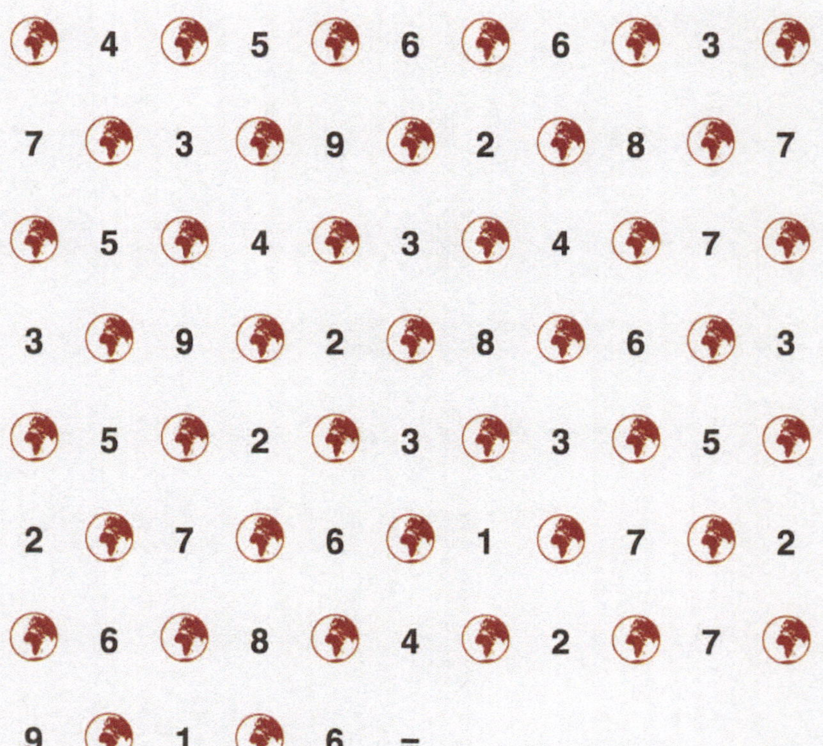

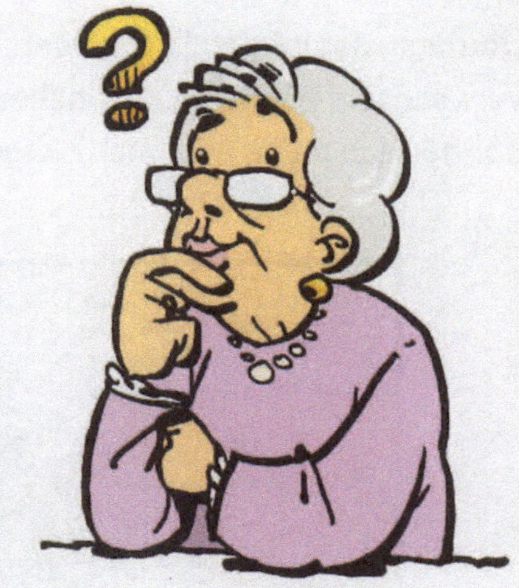

Dieses Beispiel können Sie mit anderen Zahlen beliebig oft wiederholen. Oder überprüfen Sie doch einfach bei Ihrem nächsten Restaurantbesuch, ob der Kellner Ihre
Rechnung auch wirklich richtig zusammengezählt hat.

Auflösung: 200

Übungsbeispiel 27: Die beiden Bilder schauen einander auf den ersten Blick zum Verwechseln ähnlich. Doch haben sich beim unteren Bild sieben Fehler eingeschlichen. Können Sie diese erkennen? Kreuzen Sie bitte die Fehler mit einem Bleistift an.

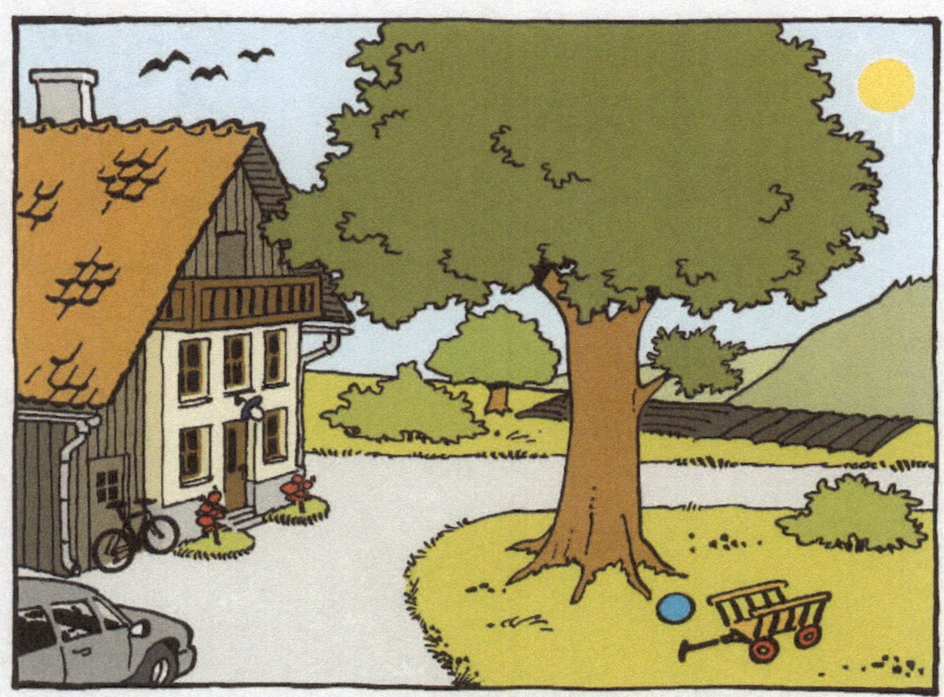

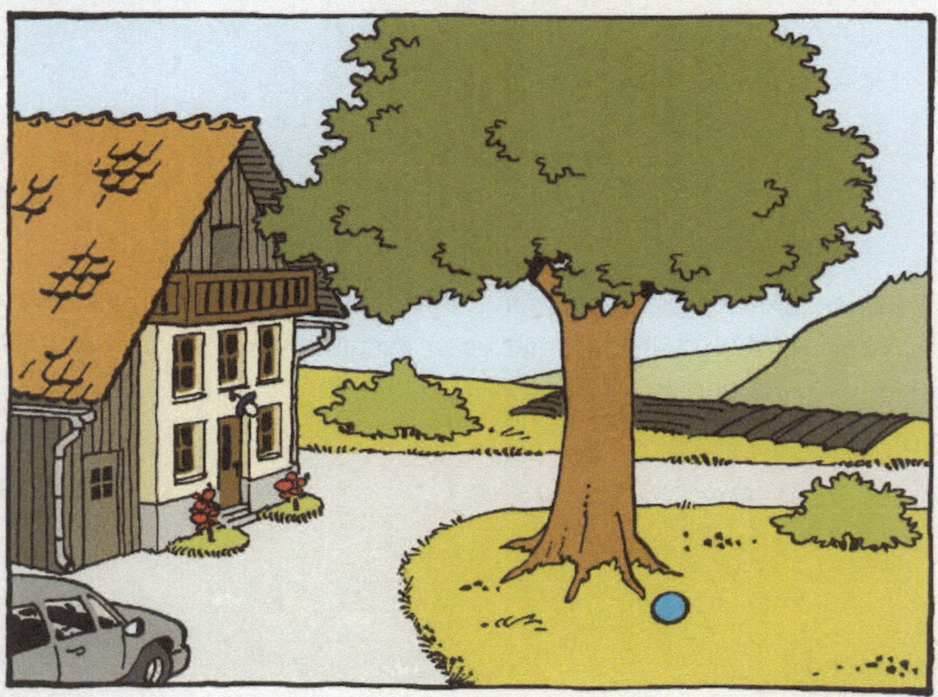

     OPTISCHE WAHRNEHMUNG, KONZENTRATIONSFÄHIGKEIT

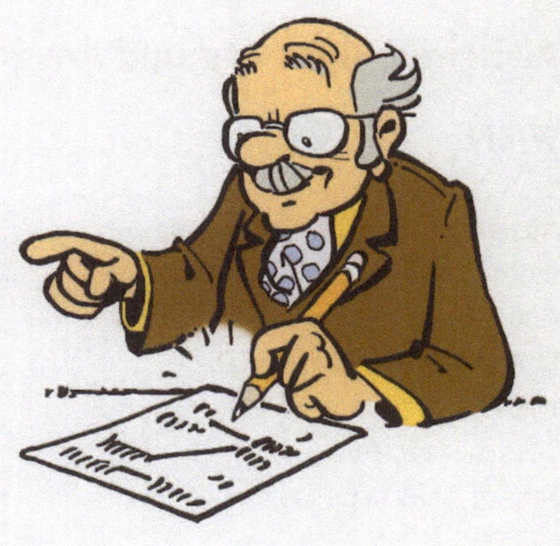

Auflösung: 1. Rauchfang, 2. Vögel am Himmel, 3. Sonne, 4. Fahrrad vor dem Haus, 5. kleiner Baum, 6. Ast rechts am Baum 7. Leiterwagen in der Wiese

Alzheimer-Beratung und Angehörigengruppen in Österreich

WIEN

Alzheimer Angehörige Austria
Selbsthilfegruppe
Antonia Croy
Obere Augartenstr. 26–28
1020 Wien
Tel.: 01/3325166
Fax: 01/3342141

Angehörigengruppe SMZ-Ost
OA Dr. Michael Rainer, Antonia Croy
Psychiatrische Abteilung, Station 38
Langobardenstr. 122
1220 Wien
Tel.: 01/28802-3038

Psychosozialer Dienst in Wien
OA Dr. Georg Psota, Frau Panholzer
Fuchsthallergasse 18
1090 Wien
Tel.: 01/310 95 99-11

Psychiatrisches Krankenhaus der Stadt Wien
Tagesklinik 19/3
Angehörigengruppe
Dr. Barbara Schreiber
Baumgartner Höhe 1
1145 Wien
Tel.: 01/91 060-219 30
Fax: 01/91 060-498 44

Geriatriezentrum Am Wienerwald
Psychologisch-Psychotherapeutische
Ambulanz
Dr. Gerald Gatterer
Jagdschlossgasse 59
1130 Wien
Tel.: 01/80 110-3571
E-mail: gag@psy.gzw.magwien.gv.at

Caritas Socialis
Geriatrisches Tageszentrum
Hr. Weber
Oberzellergasse 1
1030 Wien
Tel.: 01/717 53-272

Caritas Socialis
Pflege- und Sozialzentrum
Pramergasse 7
1090 Wien
Tel.: 01/316 63-0

Caritas Socialis
Pflege- und Sozialzentrum Kalksburg
Mackgasse 1
1230 Wien
Tel.: 01/888 26 08-0

NIEDERÖSTERREICH

Hilfswerk Baden
Dr. Walter Schuchlenz
Pergerstr. 15
2500 Baden
Tel.: 02252/86 260
Fax: 02252/86 260-7

NÖ Landesnervenkrankenhaus Gugging
Geronto-Psychiatrische Abteilung
OA Dr. Schöck
Dr. Christiane Richter (Neurologie),
DSA Manfred Krennmüller,
Mag. Katrin Knerer (Psychologin)
Hauptstr. 2, Maria Gugging
3400 Klosterneuburg
Tel.: 02243/90555-260 od. 214
Fax: 02243/90555-436

Hedwig Rauscher
Alter Ziegelweg 7-9
3430 Tulln
Tel.: 02272/619 16

SHG St. Pölten, „Alzheimer und Demenz-Kranke" NÖ Mitte
Prim. Dr. Ulf Baumhackl
Krankenhaus der Landeshauptstadt
St. Pölten,
Abteilung für Neurologie
Probst-Führer-Straße 4
3100 St. Pölten
Tel.: 02742/300-3030
Fax: 02742/300-3080
E-mail: neurologie@kh-st-poelten.at

Gertrude Grabenwöger
Fichtenweg 5
2801 Katzelsdorf
Tel.: 02622/78 2 28
E-mail: grabe@utanet.at

BURGENLAND

Wilma Brauneis
Berggasse 9
7444 Klostermarienberg
Tel. und Fax: 02682/67 381

Barbara Riedl
Michael Urientgasse 5
7000 Eisenstadt
Tel. und Fax: 02682/67 381

Ulrike Macher
7572 Rohrbrunn 19
Tel. und Fax: 03383/31 77
Mobil: 0676/529 66 13

OBERÖSTERREICH

Landes-Nervenklinik Wagner-Jauregg
Prim. Univ.-Doz. Dr. Friedrich Leblhuber
Wagner-Jauregg-Weg 15
4020 Linz
Tel.: 0732/69 21-3100
Fax: 0732/69 21-207

Morbus Alzheimer Selbsthilfe
Felicitas Zehetner
Wiesingerstr. 4
4820 Bad Ischl
Tel. und Fax: 06132/214 10
E-mail: masinfo@xpoint.at
www.mas.or.at

**IGF (Integrierter Gesundheits- und
Sozialsprengel der Stadt Wels)**
Rudolf Scheinecker
Hans-Sachs-Str. 4
4600 Wels
Tel.: 07242/699-210 oder 211
Fax: 07242/699-201

Christine Derfler
Grünmarkt 25
4400 Steyr
Tel.: 07252/454 94

KÄRNTEN

Reinhold Walcher
Josef Schmidstraße 22
9063 Maria Saal
Tel. und Fax: 04223/23 39

Maria Wilhelm
Laubendorf 71
9871 Millstatt
Mobil: 0664/488 03 90

LKH Wolfsberg
Med. Geriatrische Abteilung
Prim. Dr. Ernst Pesec
Paul Hackhoferstr. 9
9400 Wolfsberg
Tel.: 04352/533-453
Fax: 04352/533-455

STEIERMARK

Landesnervenkrankenhaus Graz
Abt. f. Gerontopsychiatrie
Herr Prim. Dr. F. Yazdani
Wagner-Jauregg-Platz 1
8011 Graz
Tel.: 0316/29 15 01-216 oder 215
Fax: 0316/29 41 91-585

Soziales Service Graz-Nord
Gudrun Hörmann
Flosslendstr. 18
8020 Graz
Tel.: 0316/68 71 41
Fax: 0316/68 71 41-41
E-mail: sozialesservicefl@sine.com

Psychosoziales Zentrum Graz Ost
Mag. Gerhard Hermann
Hasnerplatz 4
8010 Graz
Tel.: 0316/67 60 76
Fax: 0316/67 60 76-16

Sozialmedizinisches Zentrum Liebenau

DSA Gerhard Löffler
Liebenauer Hauptstraße 102
8041 Graz
Tel.: 0316/42 81 61
Fax: 0316/46 23 40-19
E-mail: smz@smz.at

Sozial- und Begegnungszentrum

Mag. Roland Moser
Maiffredygasse 4
8010 Graz
Tel.: 0316/38 21 31
Fax: 0316/38 23 88
E-mail: sbz@sime.com

Frau Veada Stoff

Amselgasse 11
8020 Graz
Tel. und Fax: 0316/27 55 75

Integrierter Sozialer und Gesundheitssprengel

MM Werner Klaus
Johann Böhmstr. 27
8605 Kapfenberg
Tel.: 03862/21 500-3
Fax: 03862/21 500-4
E-mail: isgs-kapfenberg@utanet.at

SALZBURG

Alzheimer-Angehörigen-Gruppe

Landes-Nervenklinik Salzburg
Neurologische Abteilung
Prim. Univ. Prof. HR Dr. Gunther Ladurner
OA Dr. Gernot Luthringshausen
Dr. Titus H. Moroder
Ignaz Harrer-Str. 79
5020 Salzburg
Tel.: 0662/4483-3001
Fax: 0662/4483-3004
E-mail: g.luthringshausen.@lkasdg.gv.at

Amt für Seniorenbetreuung

Magistrat Salzburg, Mag. Silvia Dovitz
St. Julien-Str. 20
5020 Salzburg
Tel.: 06223/28 80
Mobil: 0664/542 43 84

Selbsthilfe Salzburg

Dr. Anneliese Grafinger
Faberstr. 19-23
5024 Salzburg
Tel.: 0662/88 89-258
Fax: 0662/88 89-492
E-mail: selbsthilfe@salzburg.co.at

Sozial- und Gesundheitszentrum

Angehörigenberatung für
Alzheimerpatienten
Elfriede Peter-Sonnleitner
Grazer Bundesstrasse 6
5020 Salzburg
Tel.: 0662/64 91 40-0

TIROL

Alzheimer Angehörigengruppe

Agnes Wieser
Maximilianstr. 35
6020 Innsbruck
Tel.: 0512/577198

Univ. Klinik für Psychiatrie Innsbruck

Gedächtnissprechstunde
Dr. Monika Kiener
Anichstraße 35
6020 Innsbruck
Tel.: 0699/10780887

Hannelore Mark

Weinberg 21a
6460 Imst/Tirol
Tel.: 05412/66 107

Bezirkskrankenhaus Kufstein

Abteilung Neurologie
Prim. Univ. Doz. Dr. Klaus Berek
OA. Dr. Pröckl
Dr. Jeschov
Endach 27
6330 Kufstein
Tel.: 05372/6966-3405
Fax: 05372/6966-1934

VORARLBERG

Sozialsprengel Hard

Frau Hermi Meusburger
Ankergasse 24
6971 Hard
Tel.: 05574/745 44
Fax: 05574/745 44-4

OA Dr. Reinhard Bacher

Haupstr. 4/2
6706 Bürs (Lünner Seepark)
Tel.: 05552/62323
Fax: 05552/62323-40

Arbeitskreis für Vorsorge- und Sozialmedizin

DSA Johannes Wolf-Nuderscher
Hermann Sandnerstraße 3/1
6700 Bludenz
Tel.: 05552/650 35
Fax: 05552/650 35-4
E-mail: johannes.wolf@aks.or.at

Arbeitskreis für Vorsorge- und Sozialmedizin

Herr Mostegel
Rheinstr. 61
Postfach 304
6901 Bregenz
Tel.: 05574/645 70
www.aks.or.at

Praxisgruppe Bregenz

Dr. Ingrid Künz
Kolumbanstr. 4
6900 Bregenz
Tel: 05574/482 95

WICHTIGE ADRESSEN

Österreichische Alzheimer Liga

Prim. Dr. Marion Kalousek
3. Psychiatrische Abteilung
Psychiatrisches Krankenhaus der
Stadt Wien
Baumgartner Höhe 1
1145 Wien
Tel.: 01/91 060-20308
Fax: 01/91 060-49852
E-mail:
marion.kalousek@pkb.magwien.gv.at

Institut „Sicher Leben"

Silvia Zottl
Traungasse 14-16/1.Stock
1030 Wien
Tel. und Fax: 01/715 66 44
www.sicherleben.at
E-mail: sicherleben@sicherleben.at

Verein für Sachwalterschaft und Patientenanwaltschaft

Herr Albert Maresch
Forsthausgasse 16-20
1200 Wien
Tel.: 01/330 46 00, Fax: DW 300
E-mail: vsp@magnet.at

Österreichische Alzheimer Gesellschaft

Univ.-Prof. Dr. Peter Dal-Bianco
AKH Wien, Univ.-Klinik für Neurologie
Abteilung für Klinische Neurologie
Währinger Gürtel 18-20
1090 Wien
Tel.: 01/40 400-3148
Fax: 01/40 400-3141

LITERATUR

Alle Aufgaben sind geistiges Eigentum der Verfasser oder in Anlehnung an folgende Literatur entstanden:

Bellmann, R. (1994)
Überlegen-Entscheiden
Gedächtnistraining in Themen
Der Mensch
Stuttgart, Memo

Brauer, H. et al. (1995)
Leitfaden Gedächtnistraining
Stuttgart, Memo

Fischer, B & Lehrl, S. (1992)
Gehirn Jogging
Mosaik

Gräßel, E. (1989)
Gehirnjogging nach Fischer B.
und Lehrl S.
Übungsaufgaben für 14 Tage
Ebersberg, Vless

Halbach, A. (1995)
Gedächtnistraining in 10 Themen
Bd. 1
Stuttgart, Memo

Kuh, M. et al. (1992)
Gedächtnistraining
Kuratorium deutsche Altenhilfe

Labisch, E. & Lepping, E. (1996)
Aktivierungstraining Bd. 1
Stuttgart, Memo

Labisch, E. & Lepping, E. (1995)
Aktivierungstraining Bd. 2
Stuttgart, Memo

Normann, U. (1994)
Heiteres Gedächtnistraining
Stuttgart, Memo

Oswald, W.D. & Rödel, G. (Hrsg.) (1995)
Gedächtnistraining
Göttingen, Hogrefe

Rigling, P. (1993)
Hirnleistungstraining
Übungen zur Verbesserung der
Konzentrationsfähigkeit
Dortmund, Modernes Lernen

Stengel, F. (1984)
Heitere Gedächtnisspiele
Stuttgart, Klett

SpringerMedizin

Cordula Kriczer

Keine Angst vor Narkose und Operation

Ein Patientenratgeber

1997. VII, 53 Seiten. 16 farbige Abbildungen.
Broschiert DM 18,–, öS 126,–, sFr 17,–
ISBN 3-211-83003-0

„Mit diesem handlichen und übersichtlichen Buch liegt endlich ein Patientenratgeber vor, der auf die Kardinalängste von Menschen, die sich einer Operation unterziehen, eingeht – die Furcht vor dem Ausgeliefertsein, dem Kontrollverlust, den Beschränkungen der Individualität im System Krankenhaus ... Die Lektüre ist hervorragend geeignet, eine Stimmung von Optimismus und Vertrauen im unübersichtlichen Behandlungskontext eines Krankenhauses aufkeimen zu lassen und sei neben Patienten, Angehörigen, Pflegepersonal, Turnusärzten, Narkoseärzten auch den chirurgischen Partnern empfohlen, da bei minimalem Zeitaufwand wesentliches Verständnis für den Bereich der perioperativen Medizin gewonnen werden kann und sich Gelegenheit bietet, die andere Seite der Szenerie zu betrachten."

Österreichische Ärztezeitung

„... Die Darstellung erfolgt in einer für medizinische Laien verständlichen Ausdrucksweise. Das Buch versucht durch verbesserte Information über die Arbeitsweise von Ärzten und Pflegepersonal, den Patienten Ängste und Sorgen zu nehmen ... nimmt dem vorbereitenden Arzt viel an Aufklärungsarbeit ab und verhindert unter Umständen Störungen im organisatorischen Ablauf ..."

Ärzte Woche

„Dieses Büchlein entstand aus den praktischen Erfahrungen einer Anästhesistin ... ein wesentlicher Faktor in der Angstreduktion ist die umfassende Information des Patienten über die vorgesehenen Abläufe im Rahmen von Anästhesie und Intensivmedizin ..."

ains
Anästhesiologie, Intensivmedizin, Notfallmedizin, Schmerztherapie

„... Der neue ‚Patientenratgeber' übernimmt in leicht verständlicher und doch fachlich ausführlicher Darlegung die Beantwortung aller Fragen, die einem skeptischen, übervorsichtigen Patienten nur einfallen können ..."

Imago Hominis

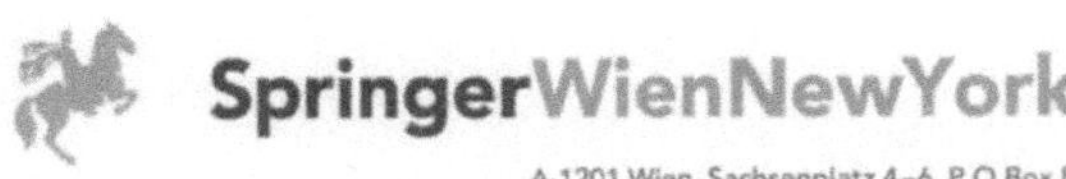

SpringerWienNewYork

A-1201 Wien, Sachsenplatz 4–6, P.O.Box 89, Fax +43.1.330 24 26, e-mail: books@springer.at, Internet: **www.springer.at**
D-69126 Heidelberg, Haberstraße 7, Fax +49.6221.345-229, e-mail: orders@springer.de
USA, Secaucus, NJ 07096-2485, P.O. Box 2485, Fax +1.201.348-4505, e-mail: orders@springer-ny.com
Eastern Book Service, Japan, Tokyo 113, 3–13, Hongo 3-chome, Bunkyo-ku, Fax +81.3.38 18 08 64, e-mail: orders@svt-ebs.co.jp

SpringerMedizin

Wolfgang Muntean (Hrsg.)

Gesundheitserziehung bei Kindern und Jugendlichen

Medizinische Grundlagen

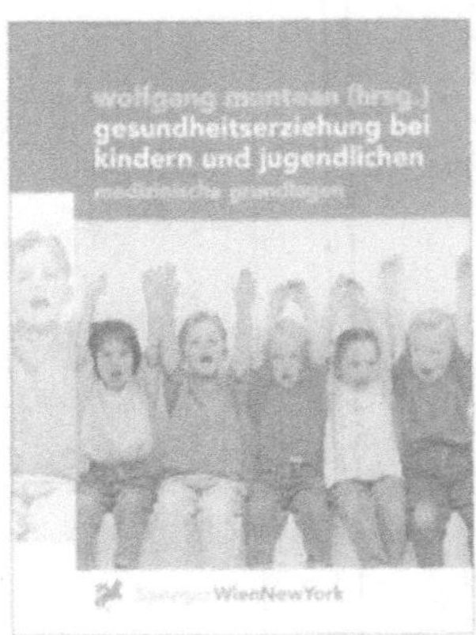

2000. VIII, 317 Seiten. 15 Abbildungen.
Broschiert DM 68,–, öS 476,–, sFr 62,–
ISBN 3-211-83319-6

Gesundheitserziehung ist hinsichtlich der Prävention vermeidbarer Erkrankungen von höchster Bedeutung. Ein geeigneter Ort hierfür sind die Schulen, über die alle Kinder und Jugendliche erreicht werden können. Lehrer, Eltern, Erzieher und Ärzte tragen eine große Verantwortung, denn mit der Qualität der Gesundheitserziehung wird die Basis für ein gesundes Leben gelegt.

Mit Themen wie Hygiene, gesunde Ernährung, Sport, Vermeidung von Unfällen und Haltungsschäden, Sexualaufklärung, Drogensucht und Vorsorgeuntersuchungen wendet sich dieses Sachbuch an Eltern und Erzieher und bietet vor allem Lehrern eine fundierte Basis für den Unterricht. Zu allen Themen werden die wissenschaftlich gesicherten medizinischen Grundlagen beschrieben und Fachbegriffe verständlich erklärt.

Inhalt

- Bedeutung einer Gesundheitserziehung bei Kindern und Jugendlichen (W. Muntean)
- Umwelt (E. Marth)
- Unfallverhütung im Kindesalter (P. Spitzer, M. E. Höllwarth)
- Richtige und gesunde Ernährung (K. Zwiauer)
- Fettsucht (S. Gallistl, H. M. Borkenstein)
- Kariesprophylaxe (P. Städtler, H. Hulla)
- Infektionskrankheiten (K. D. Spork, H. J. Dornbusch, W. Muntean)
- Allergie (R. Urbanek)
- Genetische Beratung (P. M. Kroisel)
- Haltungsschäden (W. E. Linhart)
- Bedeutung für Prävention – Richtiger Sport für Kinder und Jugendliche (P. H. Schober)
- Seelische Störungen, auffälliges Verhalten: Psychosomatik und Schule
  (P. J. Scheer, M. Dunitz-Scheer, A. Schein, A. Azizi)
- Kontrazeption bei Jugendlichen (M. Schaffer)
- Vorsorgeuntersuchungen (I. Mutz)

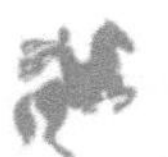

SpringerWienNewYork

A-1201 Wien, Sachsenplatz 4–6, P.O.Box 89, Fax +43.1.330 24 26, e-mail: books@springer.at, Internet: www.springer.at
D-69126 Heidelberg, Haberstraße 7, Fax +49.6221.345-229, e-mail: orders@springer.de
USA, Secaucus, NJ 07096-2485, P.O. Box 2485, Fax +1.201.348-4505, e-mail: orders@springer-ny.com
Eastern Book Service, Japan, Tokyo 113, 3–13, Hongo 3-chome, Bunkyo-ku, Fax +81.3.38 18 08 64, e-mail: orders@svt-ebs.co.jp